临床基础检验实验指导

（供医学检验技术专业用）

主　编　王小中　许　健

副主编　李　霞　欧俐苹　金　磊　彭春艳

编　者　（以姓氏笔画为序）

马　丽（广东医科大学）　　　　　　　　王小中（南昌大学医学部）

叶　燊（深圳迈瑞生物医疗电子股份　　　白晓彦（大连大学医学院）
　　　　　有限公司）　　　　　　　　　许　健（浙江中医药大学）

李　伟（石河子大学医学院）　　　　　　李　沛（南华大学第一临床医学院）

李　霞（桂林医学院）　　　　　　　　　杨龙贤（四川沃文特生物技术有限公司）

吴素格（齐鲁医药学院）　　　　　　　　汪　博（迪瑞医疗科技股份有限公司）

陈　思（四川大学华西临床医学院）　　　陈晓辉（北京大学第三临床医学院）

武　玮（苏州图灵微生物科技有限公司）　欧俐苹（重庆医科大学）

金　磊（上海健康医学院）　　　　　　　钱胡孙（贵州医科大学）

章浙忠（浙江中医药大学）　　　　　　　彭春艳（湖北医药学院）

靳　超（济宁医学院）

中国健康传媒集团

中国医药科技出版社

内 容 提 要

本教材是全国高等医药院校医学检验技术专业第五轮规划教材之一，系根据医学技术类教学质量国家标准（医学检验技术专业）对本科生培养的基本要求编写而成。与理论教材章节相配套，涵盖人体血液、体液、排泄物、分泌物的一般检验以及脱落细胞学检验等内容，另外还介绍了 ISO15189 实验室认可现场评审相关内容。本实验指导紧跟学科前沿，密切联系临床，详细介绍新技术、新仪器在临床基础检验中的应用。本教材为书网融合教材，配套视频课程。

本教材供高等医药院校医学检验技术专业及相关专业各层次（本科、专科和专升本）教学使用，也可作为临床检验人员日常工作、继续教育和职称考试的参考书。

图书在版编目（CIP）数据

临床基础检验实验指导／王小中，许健主编.
北京：中国医药科技出版社，2025. 1. --（全国高等医药院校医学检验技术专业第五轮规划教材）. -- ISBN 978-7-5214-4851-1

Ⅰ. R446.1

中国国家版本馆 CIP 数据核字第 2024QR1273 号

美术编辑　陈君杞
版式设计　友全图文

出版　**中国健康传媒集团** | 中国医药科技出版社
地址　北京市海淀区文慧园北路甲 22 号
邮编　100082
电话　发行：010 - 62227427　邮购：010 - 62236938
网址　www. cmstp. com
规格　889mm × 1194mm $\frac{1}{16}$
印张　$10\frac{3}{4}$
字数　310 千字
版次　2025 年 1 月第 1 版
印次　2025 年 1 月第 1 次印刷
印刷　天津市银博印刷集团有限公司
经销　全国各地新华书店
书号　ISBN 978-7-5214-4851-1
定价　39.00 元

获取新书信息、投稿、为图书纠错，请扫码联系我们。

出版说明

全国高等医药院校医学检验技术专业本科规划教材自2004年出版至今已有20多年的历史。国内众多知名的有丰富临床和教学经验、有高度责任感和敬业精神的专家、学者参与了本套教材的创建和历轮教材的修订工作，使教材不断丰富、完善与创新，形成了课程门类齐全、学科系统优化、内容衔接合理、结构体系科学的格局。因课程引领性强、教学适用性好、应用范围广泛、读者认可度高，本套教材深受各高校师生、同行及业界专家的高度好评。

为深入贯彻落实党的二十大精神和全国教育大会精神，中国医药科技出版社通过走访院校，在对前几轮教材特别是第四轮教材进行广泛调研和充分论证基础上，组织全国20多所高等医药院校及部分医疗单位领导和专家成立了全国高等医药院校医学检验技术专业第五轮规划教材编审委员会，共同规划，正式启动了第五轮教材修订。

第五轮教材共18个品种，主要供全国高等医药院校医学检验技术专业用。本轮规划教材具有以下特点。

1.立德树人，融入课程思政　深度挖掘提炼医学检验技术专业知识体系中所蕴含的思想价值和精神内涵，把立德树人贯穿、落实到教材建设全过程的各方面、各环节。

2.适应发展，培养应用人才　教材内容构建以医疗卫生事业需求为导向，以岗位胜任力为核心，注重吸收行业发展的新知识、新技术、新方法，以培养基础医学、临床医学、医学检验交叉融合的高素质、强能力、精专业、重实践的应用型医学检验人才。

3.遵循规律，坚持"三基""五性"　进一步优化、精炼和充实教材内容，坚持"三基""五性"，教材内容成熟、术语规范、文字精炼、逻辑清晰、图文并茂、易教易学、适用性强，可满足多数院校的教学需要。

4.创新模式，便于学生学习　在不影响教材主体内容的基础上设置"学习目标""知识拓展""重点小结""思考题"模块，培养学生理论联系实践的实际操作能力、创新思维能力和综合分析能力，同时增强教材的可读性及学生学习的主动性，提升学习效率。

5.丰富资源，优化增值服务　建设与教材配套的中国医药科技出版社在线学习平台"医药大学堂"教学资源（数字教材、教学课件、图片、微课/视频及练习题等），邀请多家医学检验相关机构丰富优化教学视频，使教学资源更加多样化、立体化，满足信息化教学需求，丰富学生学习体验。

本轮教材的修订工作得到了全国高等医药院校、部分医院科研机构以及部分医药企业的领导、专家与教师们的积极参与和支持，谨此表示衷心的感谢！希望本教材对创新型、应用型、技能型医学人才培养和教育教学改革产生积极的推动作用。同时，精品教材的建设工作漫长而艰巨，希望广大读者在使用过程中，及时提出宝贵意见，以便不断修订完善。

中国医药科技出版社

2025年1月

数字化教材编委会

主　　编　王剑飚　胥文春

副 主 编　王小中　许　健　郑　沁　杨　硕　曹　喻

编　　者　（以姓氏笔画为序）

王小中（南昌大学医学部）　　　　　　　　　王也飞（上海交通大学医学院）

王剑飚（上海交通大学医学院）　　　　　　　王海霞（重庆医科大学）

叶　燚（深圳迈瑞生物医疗电子股份有限公司）　刘义江（珠海贝索生物技术有限公司）

刘咏梅（贵州医科大学）　　　　　　　　　　闫立志（南方医科大学）

许　健（浙江中医药大学）　　　　　　　　　李　伟（石河子大学医学院）

李小龙（温州医科大学）　　　　　　　　　　杨　硕（北京大学第三临床医学院）

杨龙贤（四川沃文特生物技术有限公司）　　　吴素格（齐鲁医药学院）

汪　博（迪瑞医疗科技股份有限公司）　　　　武　玮（苏州图灵微生物科技有限公司）

金　磊（上海健康医学院）　　　　　　　　　郑　特（上海昆涞生物科技有限公司）

郑　沁（四川大学华西临床医学院）　　　　　胥文春（重庆医科大学）

曹　喻（遵义医科大学）　　　　　　　　　　彭春艳（湖北医药学院）

编写秘书　王海霞（重庆医科大学）　　　　　　　　　章浙忠（浙江中医药大学）

编写人员　（以姓氏笔画为序）

马　丽　白晓彦　孙可歆　江新泉　李　沛　李　霞　李文娟　汪汝亮　肖建萍

张　杰　张　建　陈　思　陈晓延　陈晓辉　林斯恩　欧俐苹　郑峻松　宫海燕

钱胡孙　章亚倞　梁松鹤　程　龙　程真珍　靳　超

随着科学技术的迅猛发展，实验教学在医学检验技术专业领域中的重要性日益凸显。在当前的教育形势下，培养具有实践操作能力、创新思维和综合素养的人才成为关键目标。为了适应这一人才培养需求，我们编写了这本实验指导。

本实验指导适用于医学检验技术专业的学生，对于相关领域的从业者来说，本实验指导也具有重要的参考价值。它可以帮助从业者回顾基础知识，掌握新的实验方法和技术，提升专业水平。

为了更清晰地体现本门课程的定位和内涵，理论教材名称《临床检验基础》改为《临床基础检验》，与之相一致，我们的实验指导名称也作了相应修改，这也是为了更好地适应学科发展趋势、满足人才培养需求，使学生和从业者能够更直观地了解实验的核心内容和价值，从而提高实验教学的效果和实用性。

本实验指导以培养学生的实践操作能力和创新思维为导向进行编写。遵循突出基本技能、注重实用性、结合学科前沿等原则。

在突出基本技能方面，我们将实验中涉及的关键操作技能进行系统整理，例如，将显微镜的使用、细胞计数板的使用、细胞染色技术等基本技能集中呈现，便于师生在教学过程中有针对性地学习和强化，也方便师生教学和检验工作者查阅。

注重实用性原则在实验指导中体现为紧密结合实际应用。我们选取与临床检验相关的实际案例融入实验内容，让学生在实验过程中深刻体会到所学知识的实际价值。例如将 ISO15189 实验室认可中的现场评审环节，积极融入实验教学，让学生在解决实际问题的过程中提升实践能力。

结合学科前沿方面，我们及时关注学科领域的最新发展动态，将前沿技术和研究成果引入实验指导。比如尿液分析仪章节，我们充分考虑新设备、新技术的发展，介绍有形成分快速染色相关内容，使学生接触到行业的最新进展，拓宽视野，为未来的学习和工作奠定基础。同时，我们也鼓励学生自主探索和创新，自主设计实验方案，探索新的实验方法和手段，培养学生的创新意识和能力。

形态学相关内容有了显著变化。补充了大量新的观察案例和原创性图像资料，采用更多数字资源呈现形态学内容，为学生提供更丰富的学习资源。形态识别是今后很长时间检验专业工作人员必备的重要技能，也是本科教学的重点内容。通过增加新的观察案例和图像资料，强化了对学习者形态识别能力的培养，使学生在学习过程中能够更好地掌握形态学知识，提高形态识别能力。

本实验指导增加了血细胞形态分析仪、血凝仪、阴道分泌物分析仪等自动化仪器的介绍。详细阐述了这些新仪器的工作原理、使用方法和注意事项，让学习者了解在实验中如何正确运用这些仪器，提高实验效率和准确性。

对于临床几乎不用的项目如胃液、十二指肠引流液及羊水的一般检验等进行了简写或不写，删减了一些过时或不常用的实验项目。同时，新增了支气管灌洗液检验等贴合实际应用的项目，优化了实验指导的整体内容结构，使实验内容更加符合实际需求。

充分发挥数字资源的优势，数字资源包括大量的视频、图片、微课及习题等。这些数字资源是纸质版教材的有益补充，能够满足教育向数字化和个性化转变的需求。视频资源可以直观地展示实验过程和操作方法，图片资源有助于学生更好地理解实验现象和形态学内容，微课可以让学生随时随地进行学习，习题则可以帮助学生巩固所学知识，提升实践能力。

感谢在实验指导编写过程中提供支持的教学单位、编审委员会，特别是相关 IVD 企业。对参与编写的各位编者的付出表示感激。

由于时间紧、任务重，以及编者的水平和经验有限，本实验指导可能存在一些不足之处。我们诚挚地恳请广大师生和业界同仁对实验指导提出宝贵的意见和建议。

编　者
2024 年 8 月

CONTENTS 目录

第一章　血液标本采集技术

 实验一　普通光学显微镜使用

显微镜（microscope）是利用光学或电子光学原理，把肉眼所不能分辨的观察样品放大成像，以显示其内部细微形态结构信息的仪器。临床实验室最常用的是普通光学显微镜，广泛应用于人体血液、尿液、体液等标本中的有形成分如细胞、管型、结晶、细菌、寄生虫虫卵（滋养体、包囊）等形态观察。显微镜的发明和应用将人类的视野从宏观拓展至微观，为医学检验的形成和发展奠定了基础。

【实验目的】

熟悉普通光学显微镜的基本结构并掌握其使用方法。

【实验原理】

普通光学显微镜依托物镜与目镜的组合，基于光学原理，使肉眼难辨的标本于不同倍率下成像，从而清晰呈现其形态与细微构造。

【实验仪器和材料】

1. 器材

（1）普通光学显微镜（图1-1）

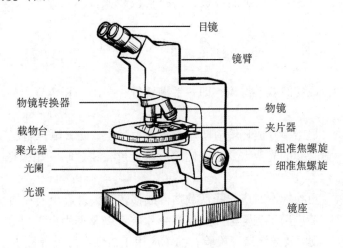

图1-1　普通光学显微镜结构图

（2）擦镜纸

2. 试剂　镜油。

3. 标本　染色或未染色涂片。

1

【实验步骤】

1. 显微镜准备 将显微镜平放在实验台，镜筒朝前，镜座离桌缘距离 10cm 以上。连接电源，打开灯源开关。

2. 样本准备 将观察的样本玻片平放于载物台上，用夹片器固定玻片。调整标本位置，使待观察部位对准通光孔中心。

3. 调整目镜 打开光源，双眼同时睁开注视目镜内，调节瞳距使双眼在镜下见到一个完全重合的视野，以获得清晰的物像。

4. 视野亮度调节 根据样本染色与否，选择合适的视野亮度。

（1）未染色标本片 降低聚光器，缩小光阑，调暗光线，使视野亮度适宜。

（2）染色标本片 升高聚光器与载物台平齐，放大光阑，调亮光线，使视野亮度适宜。

5. 调整物镜 根据项目需求选择对应的物镜，转动物镜转换器，将物镜对准通光孔。

6. 调整焦距 使用粗准焦螺旋和细准焦螺旋，使载物台上升或下降，以获得清晰的物像。

7. 不同物镜镜头使用方法

（1）低倍镜观察即 10 倍物镜 先转动物镜转换器，将 10 倍物镜对准通光孔，转动粗调焦螺旋使载物台缓慢升至最高处。后缓慢转动粗准焦螺旋降低载物台，双眼同时睁开注视目镜内视野变化直至见到物像，再调节细准焦螺旋使物像清晰，进行观察。

（2）高倍镜观察 20 倍或 40 倍物镜 先用低倍物镜找到清晰的观察物像，后转换 20 倍或 40 倍物镜对准通光孔，再微调细准焦螺旋至物像清晰，进行观察。

（3）油镜观察 100 倍物镜 先用低倍镜或高倍物镜找到清晰的观察物像，将物镜转成"八"字形，在视野中央上滴加一滴镜油，然后转动物镜转换器至 100 倍物镜，镜头对准通光孔同时接触镜油，微调细准焦螺旋至物像清晰，进行观察。

8. 观察样本 观察样本的形态、结构和颜色等特征，并记录下来。

9. 显微镜收镜 调节光线至最暗，关掉灯源开关，拔下插座。转动粗准焦螺旋至载物台降至最低处，聚光器降至最低处，用擦镜纸擦拭油镜镜头。将物镜转成"八"字形（切勿与目镜相对），将显微镜放回指定位置。

【注意事项】

1. 避免碰撞和震动 取镜时双手持镜，即一手握镜臂，一手平托镜座，显微镜须平置于台面，避免碰撞和震动。

2. 显微镜存放环境 显微镜存放环境应防震、防潮、防尘、防日晒、防温度差过大。

3. 正确使用光源 显微镜的光源需要正确使用，避免过亮或过暗，光源亮度以物像清晰、观察舒适为宜。

4. 正确使用显微镜 更换标本时应先降低载物台或移转镜头，避免玻片损伤物镜的镜面。

5. 显微镜检查 低倍镜应用于浏览全片、观察涂片质量以及寄生虫等检验；高倍镜应用于阴道分泌物清洁度检查、细胞计数以及尿沉渣等检验；油镜应用于血细胞分类等检验。

【思考题】

1. 显微镜使用和维护注意事项有哪些？

2. 物镜和目镜的作用是什么？它们如何共同影响观察效果？

（章浙忠）

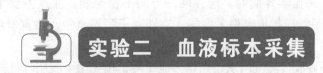

血液标本的采集过程需要严格遵循标准化的操作流程和安全规范，正确采集血液标本是获得准确、可靠检验结果的关键。在自动化检验仪器应用普遍的现代临床实验室中，血液标本的采集和处理是检测前质量保证的主要环节，任何环节的失误都可能导致检测结果的不准确，从而影响医疗决策的正确性。临床血液标本的采集常用方法为皮肤末梢采血和静脉采血法。

一、皮肤末梢采血法

【实验目的】

掌握皮肤采血的基本方法以及采集过程中的注意事项。

【实验原理】

皮肤经消毒液消毒后，采血针刺破皮肤毛细血管后，待血液自然流出，用微量吸管采集所需血量。

【实验仪器和材料】

1. 器材　末梢采血器、无菌干脱脂棉、一次性微量吸管、乳胶吸头、5ml 移液管、洗耳球、试管和试管架。

2. 试剂　生理盐水（或血细胞稀释液）和消毒液［异丙醇或 75%（V/V）乙醇溶液］。

【实验步骤】

1. 准备器材　取试管 1 支，加入适量生理盐水或不同体积血细胞稀释液，插入试管架内。乳胶吸头套在微量吸管上，检查两者连接处是否漏气。

2. 选择采血部位　①选择中指、无名指指尖两侧或足跟特定部位穿刺采血，此法适用于儿科患者、特殊成年患者及其他适用于末梢血检验的受试者；②新生儿或者 6 个月以内婴幼儿（体质量 3 ~ 10kg）推荐选择足跟内侧或外侧采血；③特殊成年患者包括严重烧伤患者、极度肥胖患者、具有血栓形成倾向的患者、老年患者、需要保留浅部静脉用于静脉给药治疗的患者等。

3. 按摩皮肤　采血前轻轻按摩采血部位，促进局部组织血流循环。对于血液循环不佳的受试者可进行适当热敷。

4. 消毒皮肤　穿刺前应使用 75% 乙醇或 70% 异丙醇溶液消毒的棉签或棉片对穿刺点进行消毒。消毒后应待其自然干燥以使消毒剂发挥作用。不应提前拭去消毒剂以免影响消毒效果。

5. 末梢采血器的选择　根据检测项目需要的采血量选择末梢采血器。

6. 针刺皮肤

（1）使用回缩式末梢采血器时，建议遵循以下皮肤穿刺程序。①消毒穿刺部位，并使其干燥；末梢采血器从包装中取出；如果末梢采血器有保护罩或者触发锁，按照生产厂家的推荐，取出或打开；②用手指握紧末梢采血器；紧紧握住受试者足部或手指，防止其发生突然运动；③将末梢采血器置于受试者的足跟或手指皮面上，并告知受试者即将进行穿刺；④启动末梢采血器，进行穿刺；⑤将末梢采血器从皮肤上取下，弃于利器盒中。

（2）使用不可回缩式采血器穿刺时，应往同一方向平稳穿刺，注意不要用力过大，避免穿刺过深，在到达预定穿刺深度后，应拔出末梢采血器，立即弃于利器盒中。注意事项：不可在同一位点立即重复穿刺（两次刺入）。

7. 拭去第 1 滴血　待血液自然流出或稍加压力流出后，用无菌干脱脂棉拭去第 1 滴血。

8. 采血　待血液再次自然流出成滴后，以右手拇指和中指夹住微量吸管和吸头连接处，食指盖住吸头小孔，三指轻轻用力，排出适量气体使管内形成负压。将吸管轻轻尖插入血滴中，缓慢放松食指，使血液凹液面到达吸管刻度线。

9. 止血　采血完成后，用无菌干脱脂棉压住采血部位止血。

10. 擦拭余血　用干脱脂棉沿微量吸管口方向拭净余血，确保血量到达指定刻度。

11. 释放血液　将微量吸管插入含生理盐水（或血细胞稀释液）的试管底部，慢慢排出吸管内血液，吸取试管内上清液冲洗吸管内余血 3 次后排尽液体，立即混匀试管内液体。

12. 废物处理　实验结束后，将一次性无菌采血针和一次性微量吸管等锐器放入利器盒；使用过的脱脂棉等医疗废物放入黄色垃圾袋；医疗废物按规定技术处理。

【注意事项】

1. 标本采集要求　标本采集前要求患者保持安静，避免剧烈运动或情绪激动。

2. 采血部位选择　所选部位的皮肤应完整，无伤疤、伤口、瘀伤、皮疹、烧伤或感染的健康皮肤部位穿刺。

3. 皮肤消毒　本实验具有创伤性，必须严格无菌操作，以防采血部位感染；必须使用一次性无菌采血针，做到一人一针一管，避免交叉感染。皮肤消毒后，应待乙醇挥发后采血，否则血液不易成滴；皮肤穿刺采血时选用的消毒剂避免使用碘伏/聚维酮碘进行消毒，因其可污染血液标本并对血钾、血磷和尿酸的检测结果带来影响；儿童及新生儿禁止使用碘伏消毒。

4. 穿刺深度　不同年龄、体重和穿刺部位的选择穿刺深度（表 2 - 1）。

表 2 - 1　受试者末梢采血穿刺部位和深度推荐

受试者	穿刺部位	穿刺深度要求
早产儿	足跟	≤0.85mm
新生儿	足跟	≤2.0mm
6 个月以内不适于指尖采血的婴儿（体质量 3～10kg）	足跟	≤2.0mm
28 天以上较大婴儿（体质量 >10kg）及儿童	指尖	≤2.0mm
8 岁以上	指尖	≤2.4mm

注：采血器规格与外径公制尺寸的对应关系来源于 GB18457—2001（等同于 ISO 9626：1991）；由于生产厂家不同，同一规格的采血器可有穿刺深度不同的产品，如同样为 25G 的采血器，穿刺深度可以有 1.8mm 和 2.4mm 等多种规格。另外，部分足跟采血器为刀片结构，可按照厂家推荐的穿刺深度、规格及受试者情况（早产儿或足月新生儿）综合考虑选择合适的采血器

5. 拭去第一滴血　因第 1 滴血混有组织液应拭去。如血流不畅切勿用力挤压，以免混入组织液，影响结果的准确性。如采血用于血液分析仪检验，应使用优质无菌纸巾擦血，以免混入棉纤维，影响血细胞分析仪的正常工作。

6. 擦拭余血　吸血后，微量吸管外壁存在血液，应用棉球拭去余血，以免影响结果准确性。

7. 释放血液　血液排入试管内时速度不宜过快，以免产生气泡，影响结果准确性。

8. 检测　采集标本后应及时检测，应在两小时内完成，标本不宜冷藏，以免影响结果准确性。

9. 器材　选择的试管以及吸管等应洁净以及干燥，以免影响结果准确性。

10. 洗涤吸管　若采用非一次性微量吸管，使用后应依次用蒸馏水洗净、95%（V/V）乙醇溶液脱水、乙醚干燥。

【思考题】

1. 皮肤采血法与其他采血方法相比，在操作便利性上有何不同？
2. 对于儿童患者，皮肤采血法在操作上需要注意哪些特殊之处？

二、静脉采血法

【实验目的】

掌握静脉采血的基本方法以及采集过程中的注意事项。

【实验原理】

皮肤经消毒液消毒后，使用一次性无菌注射器或一次性负压采血针刺入浅静脉后，利用负压吸取所需血量。

【实验仪器和材料】

1. 器材 一次性无菌注射器、试管（含或不含抗凝剂）；一次性负压采血针、负压采血管。止血带（2~3mm 口径的橡皮软管）、无菌干脱脂棉、枕垫。

2. 试剂 30g/L 碘酊、75%（V/V）乙醇溶液或碘伏棉签、抗凝剂（根据实验项目选择相应的抗凝剂）。

【实验步骤】

1. 准备试管 仔细阅读患者申请单，决定采血量，准备所需的试管，并按顺序排列。如其仅做凝血试验一项，最初 1ml 血液必须丢弃。如做红细胞沉降率测定，需取试管 1 支，加入抗凝剂（0.109mol/L 枸橼酸钠）0.4ml。

2. 标记试管 试管上须贴有标签，注明受检者姓名、项目名称、采集日期。

3. 消毒双手 采血前，操作人员应用消毒液或洗涤剂洗手。

4. 选择静脉 请患者取坐位，前臂水平伸直，掌心向上，将肘部置于操作台枕垫上，选择粗大、易于辨认的肘正中静脉进行穿刺。

5. 检查注射器 检查注射器密封性，是否在有效期内，倒置打开，手持针筒，取下针帽，将针头和针筒紧密连接，并使针头斜面对准针筒刻度，抽拉针栓检查有无阻塞和漏气。最后排尽注射器中的空气，套回针帽，备用，注意不要污染。若使用一次性负压采血器，检查包装的密闭性以及是否在保质期内。

6. 扎止血带 止血带绑扎在采血部位上方 5~7.5cm 的位置，宜在开始采集第一管血时松开止血带，使用时间不宜超过 1 分钟。如某些情况止血带需要在一个部位使用超过 1 分钟，宜松开止血带，等待 2 分钟后再重新绑扎。如需绑扎止血带的部位皮肤有破损，宜选择其他的采血部位。在穿刺时可让患者攥拳（不可反复拍打采血部位），使静脉更加充盈，以利于成功穿刺。穿刺成功后应让患者放松拳头，尽量避免反复进行攥拳的动作。

7. 消毒皮肤 以穿刺点为圆心，以圆形方式自内向外进行消毒，消毒范围直径 5cm，消毒 2 次。消毒剂发挥作用需与皮肤保持接触至少 30 秒，待自然干燥后穿刺，可防止标本溶血及灼烧感。如静脉穿刺比较困难，在消毒后需要重新触摸血管位置，宜在采血部位再次消毒后穿刺。

8. 穿刺皮肤　取下针帽，左手拇指固定静脉穿刺部位下端，右手持注射器，食指固定针头下座。保持针头斜面和针筒刻度向上，沿静脉走向使针头与皮肤成30°角斜行快速刺入皮肤，然后以5°角向前穿破静脉壁进入静脉腔。若使用一次性负压采血器，撕开包装，拔下针帽，左手大拇指轻轻按压静脉下端，右手持针头沿静脉走向使针头与皮肤成一定角度斜行快速刺入皮肤，穿破静脉壁进入静脉腔。

9. 采血　左手缓缓向后拉注射器针栓，见回血后，沿静脉走向将针头推入少许。同时松开压脉带，向后拉针栓至所需血量刻度。若使用一次性负压采血器，当采血针头进入血管后会见少量回血，将另一端的胶塞穿刺针插入负压采血管中，在采集第一管血时松开止血带，因试管内负压作用，血液自动流入试管，至所需血量刻度后拔出试管即可。

10. 止血　嘱患者松拳，用无菌干脱脂棉压住穿刺点，迅速向后拔出针头。继续紧按无菌干脱脂棉3分钟。

11. 放血　从注射器上取下针头。将血液沿试管壁缓缓注入试管。若使用一次性负压采血器，拔出针头后将采血针扔入利器盒。若含抗凝剂，应立即将试管或负压采血管轻柔颠倒混匀，混匀次数应按照产品说明书的要求。不可剧烈震荡混匀，以避免溶血。

【注意事项】

1. 操作前准备

（1）患者准备　核对患者信息，判断患者的饮食、精神状态。采血前应向患者耐心解释，以消除不必要的疑虑和恐惧心理。卧床患者要求前臂伸展，暴露穿刺部位。

（2）试管（采血管）准备　根据需要选择不同的抗凝剂及其与血液的比例，或不同的负压采血管。

（3）检查注射器　采血前要仔细检查针头是否安装牢固，针筒内是否干燥，是否有空气。所用针头应锐利、光滑、通气，针筒不漏气。一次性无菌注射器只能使用一次，不能反复使用。

2. 选择静脉　如肥胖患者静脉暴露不明显时，可以经碘酊、乙醇或碘伏消毒的左手食指，触摸采血部位，寻找静脉走向后凭触摸的方向与深度，试探性穿刺。如肘部静脉不明显或不宜穿刺，也可采用手背静脉等浅静脉穿刺。

3. 消毒　本试验具有创伤性，必须严格无菌操作，以防采血部位感染；必须使用一次性无菌注射器，避免交叉感染。不可重复皮肤消毒，消毒后不可再碰触消毒区。

4. 扎压脉带　压脉带绑扎不能过紧，以能减缓远端静脉血液回流，但又不能紧到压迫动脉血流为宜；压迫时间不超过1分钟，以避免瘀血、血液浓缩和血液pH改变等，影响某些实验结果。

5. 穿刺　宜选择走向直、粗大、充盈、弹性好、易固定的静脉血管。不能从静脉侧面进针。针头进入静脉的感觉是：皮肤有一定阻力，而静脉壁阻力较小，更富弹性。

6. 采血　进针后见到回血，再沿静脉走向将针头推入少许，以免针头滑出；但不可用力深刺，以免造成血肿。抽血时针栓只能向外抽，不能向静脉内推，以免形成空气栓塞，造成严重后果。

7. 止血　用无菌干脱脂棉压迫穿刺点时，不要弯曲手臂，以免形成血肿。老年人、服用抗凝药者、肝功能异常者，需延长按压时间。

8. 放血　普通静脉采血法应先取下注射器针头，将血液沿试管壁缓缓注入试管，以免产生气泡或溅出。若含抗凝剂，需迅速将试管轻轻颠倒混匀5~8次，并防止泡沫产生和溶血。

9. 标本保存与检测　标本采集后应立即送检，实验室接到标本后应尽快检测。抗凝静脉血可稳定8~12小时，如不能及时测定，应置于4℃保存。测定前，须恢复至室温并混匀。用于生物化学检查的标本若不能及时检测，应及时分离血清（浆）并进行适当的处理。

【思考题】

1. 静脉采血时如何选择合适的静脉？
2. 血液标本保存与处理应注意哪些问题？

（章浙忠）

实验三　血涂片制备

制备良好的涂片是显微镜形态学检查的基础，涂片的制备和显微镜有形成分形态学检查是医学检验基本技术。涂片制备是检测血液、体液或者组织标本中是否存在异常细胞形态或者病原体的前提。

【实验目的】

掌握血涂片的制备方法。

【实验原理】

通过特定的方法将血液按一定方向在载玻片上涂开而制成的血膜，使血细胞呈单层或近单层平铺在载玻片上。

【实验仪器和材料】

1. **器材**　载玻片、推玻片、记号笔、微量吸管和胶头。
2. **标本**　毛细血管血或 EDTA 抗凝新鲜全血。

【实验步骤】

1. **载玻片和推玻片的准备**　使用载玻片时，不要用手触及载玻片表面，以保持载玻片的清洁、干燥、中性、无尘和无油腻。推片边缘一定要光滑以及洁净。

2. **采血**　采集毛细血管血 1 滴置于距载玻片一端 1/3 处，也可以取 EDTA 抗凝新鲜全血 1 滴加在载玻片上，6～7μl。

3. **制备血涂片**　左手平执载玻片两端，右手持推片从血滴前方向后移动并接触血滴，使血液沿推片边缘展开，将推片与载玻片呈 30°～45°角，匀速向前将血液制成厚薄适宜的血涂片（图 3-1）。血膜呈清晰可见的舌形，有头、体、尾三部分，且边缘整齐、两侧留有一定的空隙。

4. **干燥**　将推好的血涂片在空气中晃动，使其迅速干燥。

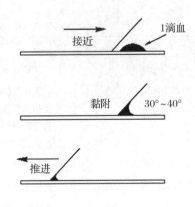

图 3-1　血涂片制备示意图

5. **标记**　在载玻片的一端用记号笔编号，注明受检者姓名。

【实验结果】

肉眼观察：染色前血膜呈肉红色。厚薄适宜，头、体、尾分明，分布均匀，两侧留有一定的空隙，边缘整齐。

【注意事项】

1. **载玻片**　①必须清洁、干燥、中性、无油脂，表面无划痕、边缘完整。新载玻片常有游离的碱性杂质，应用10% 盐酸浸泡24 小时、清水彻底冲洗、擦干备用。②使用过的载玻片在含适量肥皂水或洗涤剂的清水中煮沸20 分钟，用热水洗净、再用清水反复冲洗、蒸馏水浸洗、擦干或烤干后备用。③使用时，只能手持载玻片边缘，切勿触及表面。

2. **标本**　①首选皮肤采血的标本（非抗凝血），也可用 EDTA 抗凝新鲜全血。EDTA – K$_2$ 能阻止血小板聚集，利于观察血小板形态。抗凝血液标本应在4 小时内制作涂片，用于血象分析的抗凝血不宜冷藏。②不能使用肝素抗凝标本。

3. **涂片制备**　①对血细胞比容高、血黏度高者推片速度要慢、角度要小；反之，血细胞比容低于正常、血黏度较低者推片速度要快、角度要大，方可获得满意的血涂片。②血膜面积不宜太小，否则，血膜可观察的部分太小。③若全血中白细胞减少影响分类，或进行疟原虫、微丝蚴检查等需采用厚血膜涂片法时，可将抗凝血液标本离心后取其灰白层涂片，以提高阳性检出率。④血涂片制备质量问题与可能的原因见图（图3 –2）和（表3 –1）。

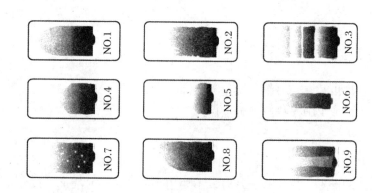

图3 –2　血涂片制备质量比较

表3 –1　血涂片制备不佳的类型及可能原因

类型	可能原因
不规则间断	推片速度不均匀
出现空泡	载玻片有油脂污染
太长或太短	推片角度和速度不正确，血滴推片角度小、血滴未完全展开即开始推片时血膜偏长；推片角度大、血滴太小时血膜偏短
无尾部	血滴太大
有纵向沟槽或刷尖	推片不光滑
边缘无空隙	推片太宽或血滴展开太宽
太厚	血滴大、血黏度高、推片角度大、推片速度快

4. **干燥**　血涂片必须充分干燥，否则染色时细胞易脱落。如环境温度过低或湿度过大，可置37℃

温箱中促干或在酒精灯火焰上方 50mm 处晃动，但不能直接对着火焰，以免细胞形态改变。

5. 标记　因体积大的异常细胞常集中于血涂片的尾部和边缘，做标记时要保护血涂片的尾部、边缘，防止破坏观察视野。

【思考题】

1. 血涂片的制备要求是什么？
2. 血涂片制备不佳的类型及可能原因。

（章浙忠）

实验四　血涂片染色

血涂片染色是血液学检查中的重要步骤，常见的血涂片染色方法有 Wright 染色、Giemsa 染色和 Wright–Giemsa 染色等。染色过程需要严格控制染液浓度、染色时间和温度等条件。通过对血涂片进行染色，能够更清晰地显示细胞的形态、结构和细胞质的成分，有助于准确诊断疾病。

【实验目的】

掌握血涂片 Wright 染色、Giemsa 染色和 Wright–Giemsa 染色的方法。

【实验原理】

（1）Wright 染液由酸性伊红（eosin）和碱性美蓝（又名亚甲蓝，mehyleneblue）组成的复合染料，用甲醇溶解制备成 Wright 复合染液，染色时用磷酸盐缓冲液调节 pH。①亚甲蓝通常为氯盐，为四甲基硫堇染料，即氯化美蓝（M^+Cl^-），亚甲蓝容易氧化为天青；②弱酸性伊红通常为钠盐（E^-Na^+），是不易解离的阴离子酸性染料；③瑞氏粉是由亚甲蓝和伊红的水溶液混合后形成的一种溶解度低的亚甲蓝–伊红中性沉淀物，即 Wright 染料。瑞氏粉在水中的溶解度较低，易溶于甲醇。

（2）Giemsa 染料是由天青和伊红组成的复合染料，天青是亚甲蓝的氧化形式。染液由姬姆萨染料、甲醇和甘油组成。Giemsa 染色法提高了亚甲蓝的氧化，加强了天青的作用。染色原理、缓冲液与 Wright 染色法大致相同。缓冲液制备、染色操作及质量保证基本同 Wright 染色法。

（3）Wright–Giemsa 染液是瑞氏染料和 Giemsa 染料的复合物，主要基于瑞氏染料和 Giemsa 染料的特性，通过不同的染料组合对细胞的不同成分进行染色，以达到辨别细胞形态特征的目的。Wright 染料由酸性染料伊红和碱性染料亚甲蓝组成，而 Giemsa 染料则由伊红和天青组成。这两种染料的染色原理大致相同，但各有侧重，对细胞进行染色时有各自的显色特征，前者对细胞质和颗粒着色较好，后者对细胞核结构显示清晰。

【实验仪器和材料】

1. 器材　显微镜、洗耳球和染色架等。

2. 试剂

（1）瑞氏染液　①瑞氏染料 1.0g、甲醇（AR 级以上）600ml、甘油 15ml。将全部染料放入清洁干燥的乳钵中，先加少量甲醇慢慢研磨（至少30分钟），使染料充分溶解，再加少许甲醇混匀，然后将溶解部分倒入洁净的棕色瓶内，乳钵内剩余未溶解的染料，再加入少许甲醇细研，如此反复，直至染料全部溶解，甲醇用完为止。最后再加15ml甘油密闭保存。②磷酸盐缓冲液（pH 6.4～6.8）：KH_2PO_4（无水）6.63g，Na_2HPO_4（无水）2.56g，加蒸馏水至1000ml。配好后用磷酸盐溶液校正pH，塞紧瓶口贮存。也可配成10倍浓缩液，使用时再稀释。

（2）Giemsa染液　Giemsa染料1.0g、甲醇（AR级以上）66ml、甘油66ml。将染料全部倒入盛有66ml甘油的圆锥烧瓶内，在56℃水浴锅中加热90～120分钟，使染料与甘油充分混匀溶解，然后加入60℃预热的甲醇，充分摇匀后放棕色瓶内，室温下静置7天，过滤后使用。此染液放置越久，染色效果越好。

（3）Wright－Giemsa复合染液　①中性甘油：取甘油与水按体积比1∶1混合，加酚酞指示液2～3滴，用0.1mol/L氢氧化钠溶液滴定至溶液显粉红色即可。②Wright－Giemsa复合染液：Wright染料1.0g、Giemsa染料0.3g、甲醇（AR级以上）500ml、中性甘油10ml。将Wright染料和Giemsa染料置洁净研钵中，加少量甲醇研磨片刻，吸出上层混合液。反复数次，至500ml甲醇用完为止。将上层液体收集于棕色玻璃瓶中，每天早、晚各摇3分钟，共5天，再存放1周后即可使用。③磷酸盐缓冲液（pH 6.4～6.8）：KH_2PO_4（无水）6.63g、Na_2HPO_4（无水）2.56g、加少量蒸馏水溶解，用磷酸盐溶液调整pH，加蒸馏水至1000ml。

3. 标本　制备良好的血涂片。

【实验步骤】

1. 血涂片制备　见实验三。

2. 干燥　将推好的血涂片在空气中晃动，使其迅速干燥固定。

3. 标记　在载玻片的一端用记号笔编号，注明受检者姓名。

4. 染色

（1）Wright染色法　血涂片干透后，将血涂片平放在染色架上，加染液数滴，以覆盖整个血膜为宜，0.5～1分钟后，滴加等量或稍多的缓冲液，用洗耳球对准血涂片吹气，使染液与缓冲液充分混匀。室温下放置5～10分钟后用流水冲去染液，待干。

（2）Giemsa染色法　将固定的血涂片置于被pH 6.4～6.8磷酸盐缓冲液稀释10～20倍的Giemsa染液中，浸染10～30分钟（标本较少可用滴染）。取出后用流水冲洗，待干。

（3）Wright－Giemsa复合染色法　操作步骤与Wright染色法相同，但用Wright－Giemsa复合染液和缓冲液分别替代Wright染液和相应的缓冲液。

【实验结果】

（1）肉眼观察　染色前血膜呈肉红色。厚薄适宜，头、体、尾分明，分布均匀，两侧留有一定的空隙，边缘整齐；染色后呈淡紫色。

（2）显微镜观察　将干燥后的血涂片置于显微镜下观察。用低倍镜观察血涂片体、尾交界处的血细胞分布及染色情况。油镜下，成熟红细胞呈粉红色；白细胞核呈紫色，粒细胞胞质颗粒呈现特有的颜色；单核细胞胞质呈灰蓝色；淋巴细胞胞质呈淡蓝色；血小板呈紫色。

【注意事项】

1. 染色

（1）Wright染液　①新鲜配制的染液偏碱，染色效果较差，应在室温下贮存一定时间，待亚甲蓝

（美蓝）逐渐转变为天青 B 后使用，该过程称染料成熟。放置时间越久，天青 B 越多，染色效果越好，但染液应贮存于棕色瓶避光保存，且瓶口须盖严，以免甲醇挥发或氧化成甲酸；②甲醇必须用 AR 级（无丙酮）或以上；③染液中也可加中性甘油 3ml，以防甲醇挥发，使细胞染色更清晰。

（2）加染液应适量，以覆盖整个血膜为宜。染液不宜过少、染色时间不宜过长（一般 0.5~1 分钟），以免染液蒸发沉淀，难以冲掉。

（3）染色时间与染液浓度、细胞数量及室温有关，染液淡、细胞多、室温低，染色时间要长；反之可减少染色时间。必要时可增加染液量或延长染色时间。冲洗前应先在低倍镜下观察有核细胞是否染色清楚，核质是否分明。为获得理想的染色效果可采用先试染的方法，以便掌握染色时间和加缓冲液的比例。

2. 冲洗

（1）应以细小轻柔的流水冲洗，不能先倒掉染液，以免染料沉渣沉着在血涂片上。

（2）冲洗时间不能过久，以免脱色。

（3）冲洗完的血涂片应立放在支架上晾干，以免剩余水分浸泡造成脱色。

3. 观察结果

良好的血涂片应有由厚到薄的过渡，头尾及两侧有一定的空隙。染色后在血膜体、尾交界处的红细胞分布均匀，既不重叠又相互紧靠。如有条件，干燥后的血涂片先用中性树胶封片后再观察，不仅能长期保存血涂片，而且观察效果更佳。血涂片染色不佳的原因及纠正措施见（表4-1）。

表4-1 涂片染色不佳的原因及纠正措施

染色效果	原因	纠正措施
染色偏蓝	血膜偏厚、冲洗时间过短、冲洗用水的 pH 过高、染色时间长、贮存的染液暴露于阳光下	用含1% 硼酸的95% 乙醇溶液冲洗2 次，再用中性蒸馏水冲洗，待干燥后显微镜检查
染色偏红	冲洗时间过长、冲洗用水的 pH 过低、贮存染液质量不佳、血涂片干燥前加封片	规范操作、中性蒸馏水、染液质量要好
染色偏浅	染料沉淀、染液未过滤、血涂片被污染	复染，先加缓冲液再加染液，或加染液与缓冲液的混合液，不可先加染液
染料沉积	染料沉淀、染液未过滤、血涂片被污染	用甲醇冲洗2 次，并立即用水冲掉甲醇，待干燥后复染
蓝色背景	固定不当、血涂片未固定而贮存过久、使用肝素抗凝剂	注意血涂片的固定，使用 EDTA 抗凝静脉血

【思考题】

1. 血涂片染色的方法学评价？

2. 血涂片对染液和染色过程的要求？

（章浙忠）

 实验五 微量吸管的使用

微量吸管是由聚丙烯或聚乙烯材料制成的具有精确的刻度和狭窄内径的细长管，直径 0.5~2mm，两端平齐。适合于快速获取微小剂量的血液。准确使用微量吸管在医学检验中的血液分析中占据重要地位。若微量吸管的操作出现偏差，很可能引发血细胞计数不准确、形态观察产生误差等状况。

【实验目的】

掌握微量吸管的使用方法。

【实验原理】

利用狭窄管道的虹吸作用吸取血液。

【实验仪器和材料】

1. 器材 一次性微量吸管（微量吸管有 $20\mu l$、$40\mu l$、$60\mu l$ 和 $80\mu l$ 等不同的规格，请在使用时注意当前微量吸管标注规格，准确使用）、乳胶吸头、无菌干脱脂棉、试管、试管架、5ml 移液管、洗耳球。

2. 试剂 生理盐水。

3. 标本 静脉全血。

【实验步骤】

1. 准备吸管 取一次性微量吸管和乳胶吸头，将乳胶吸头套在微量吸管上，检查两者连接处是否漏气。

2. 准备稀释液 取 2ml 生理盐水或者不同体积细胞稀释液加入试管中，插入试管架内。

3. 准备标本 准备 2ml 的静脉全血，轻轻颠倒混匀 5~8 次，充分混匀后待吸样。

4. 持管吸血 以右手拇指和中指夹住微量吸管和吸头连接处，食指盖住吸头小孔，三指轻轻用力，排出适量气体使管内形成负压。将吸管尖轻轻插入血滴中，缓慢放松食指，使血液凹液面到达吸管刻度线。

5. 擦拭余血 用干脱脂棉沿微量吸管口方向拭净余血，确保血量到达指定刻度。

6. 释放血液 将微量吸管插入含生理盐水或者稀释液的试管底部，慢慢排出吸管内血液，吸取试管内上清液冲洗吸管内余血 3 次后排尽液体，立即混匀试管内液体。

7. 废物处理 实验结束后，将一次性微量吸管等锐器放入利器盒；使用过的脱脂棉等医疗废物放入黄色垃圾袋；医疗废物按规定技术处理。

【注意事项】

1. 微量吸管和乳胶吸头连接处应严密不漏气，挤压吸头的力度应适宜。

2. 吸血时动作宜慢，防止血液吸入乳胶吸头内；避免产生气泡。

3. 吸血后应拭净管外余血，以保证血量准确。

【思考题】

1. 微量吸管使用注意事项有哪些？

2. 简述微量吸管吸取和排出液体的正确操作步骤？

（章浙忠）

实验六 改良 Neubauer 计数板的使用

改良 Neubauer 计数板由高品质的特制玻璃板精心制成，其每个计数室均被极为精准地刻划出精细的方格，这些方格为精确计算细胞数量构建了准确的度量基准，使其成为细胞计数领域里不可或缺的关键工具。在血液学检查中对各类血细胞的计数方面，改良 Neubauer 计数板发挥着重要的作用，为临床疾病的诊断以及治疗效果的评估提供了科学依据。

【实验目的】

掌握改良 Neubauer 计数板的结构和使用方法。

【实验原理】

将一定量的样本或适当处理后的样本（如稀释、浓缩或者溶解及染色），充入特定的计数室（如血细胞计数板），在显微镜下计数一定区域、固定体积内的细胞数。根据所计数体积内的细胞数以及稀释倍数比例关系，再换算成单位体积的细胞数。

【实验仪器和材料】

1. 器材

（1）改良 Neubauer 计数板 改良 Neubauer 计数板是一块特制的厚型载玻片，载玻片上有四个槽构成三个平台。中间的平台较宽，其中间又被一短横槽分隔成两半，每个半边上面各刻有一个方格网（图 6-1）。方格网上刻有九个大方格，每个大方格的长和宽各为 1mm，深度 0.1mm，其容积为 0.1mm³。位于计数区中的中央大方格用双线划分为 25 个中方格，每个中方格又分为 16 个小方格；四角的 4 个大方格用单线划分为 16 个中方格（图 6-2）。

（2）普通光学显微镜、盖玻片、试管、试管架、刻度吸管、洗耳球、一次性微量吸管、乳胶吸头、干脱脂棉、75%（V/V）乙醇溶液。

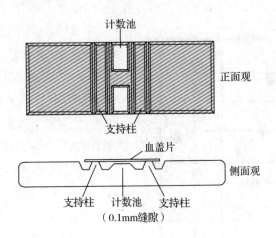

图 6-1 改良 Neubauer 血细胞计数板结构图

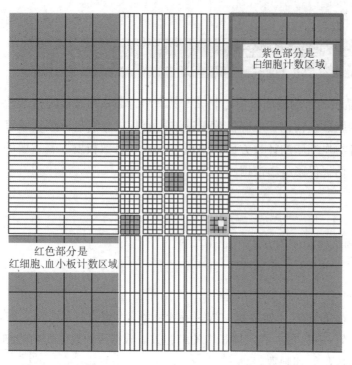

红框:
1个大方格,
每个大格面积为1.0mm²,
容积为0.1mm³(µl)

紫色部分是
白细胞计数区域

红色部分是
红细胞、血小板计数区域

图6-2 改良 Neubaure 血细胞计数板计数区域的划分结构图

2. 试剂 白细胞稀释液和红细胞稀释液。

3. 标本 毛细血管血或 EDTA 抗凝新鲜全血。

【实验步骤】

1. 准备计数板 取干净的改良 Neubauer 计数板平置于操作台上,将盖玻片置于计数板的正中央,将其盖在计数室上。

2. 样本准备 按照细胞计数需求,稀释或浓缩准备细胞悬液。

3. 充液 用微量吸管吸取已充分混匀的血细胞悬液少许,从计数板和盖玻片的交界处轻轻充入(不能碰到盖玻片),细胞悬液不宜过多,利用虹吸作用让液体顺其间隙充满计数室,勿使气泡产生,静置2~3分钟,待细胞下沉。每个样品重复观察计数不少于2次,取平均数计算。

4. 计数 先用低倍镜观察,降低聚光器、缩小光阑使光线减弱,以便观察整个计数板结构及特征,同时观察血细胞分布是否均匀。在低倍镜下分别计数四角4个大方格的白细胞数并记录;在高倍镜下分别计数中央大方格中四角及中央5个中方格的红细胞数和血小板数并记录(图6-2)。

5. 改良 Neubauer 计数板保存 计数完毕,取下盖玻片,将盖玻片和计数板用清水冲洗干净,再放入75%乙醇溶液中浸泡过夜后晾干,放入指定盒子保存。

6. 计数原则 ①按照一定的方向,以"弓"字形顺序计数;②逐格计数;③对压线细胞遵循数上不数下、数左不数右的原则(图6-3),以

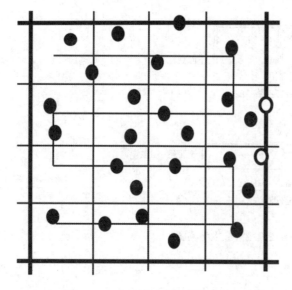

图6-3 血细胞计数原则结构图

免重复或遗漏。改良 Neubauer 计数板的应用（表6-1）。

表6-1 改良 Neubauer 计数板的应用

计数细胞种类	计数域	计算（细胞数/L）
红细胞、血小板	中央大方格中的四角及中间的 5 个中方格，即 80 个小方格	$N \times 5 \times 10 \times$ 稀释倍数 $\times 10^6$
白细胞	四角的 4 个大方格，即 64 个中方格	$N/4 \times 10 \times$ 稀释倍数 $\times 10^6$
嗜酸粒细胞、体腔液细胞、精子	分别计数上下两侧计数池中的四角和中央 5 个大方格，即 10 个大方格	$N \times$ 稀释倍数 $\times 10^6$

【注意事项】

1. 改良 Neubauer 计数板

（1）定期检查计数板　每隔 1 年检查 1 次，以防不合格或磨损而影响计数结果的准确性。

（2）保证计数板和盖玻片清洁　操作中手指勿接触计数板表面，以防污染，切勿用粗糙织物擦拭，以免磨损计数板上的刻度。

2. 充池　计数板应平放，充液前要充分混匀细胞悬液，充液必须一次性完成，不能断续充液、满溢、不足或有气泡，否则应拭净计数板及盖玻片后重新操作。充液后不能移动或触碰盖玻片。

3. 计数　血液稀释后应在 1 小时内计数完毕，以免血细胞凝集、稀释溶血、液体挥发后浓缩或分布不均。若细胞分布不均，应重新充液计数。应遵循计数原则，计数细胞时注意与非细胞成分相区别。

4. 废物处理　实验结束后，将一次性微量吸管等锐器放入利器盒；使用过的脱脂棉等医疗废物放入黄色垃圾袋；医疗废物按规定技术处理。

【思考题】

1. 血细胞计数常见的技术误差与原因？
2. 在使用改良 Neubauer 计数板时，应注意哪些操作要点以保证计数的准确性？

（章浙忠）

书网融合……

微课/视频 1

微课/视频 2

微课/视频 3

微课/视频 4

微课/视频 5

第二章 血液一般检验

 实验七　血细胞手工计数

血细胞计数可采用自动化血液分析仪或显微镜检查法进行检测，在仪器计数结果不可靠需要确认时，可采用显微镜检查法进行血细胞手工计数，包括以下实验：白细胞计数、红细胞计数、血小板计数和嗜酸性粒细胞计数。

一、白细胞计数

【实验目的】

掌握白细胞显微镜计数的方法。

【实验原理】

白细胞稀释液将血液稀释一定的倍数，同时破坏溶解红细胞。将稀释的血液充入改良 Neubauer 血细胞计数板的计数室，在显微镜下计数一定区域内的白细胞数量，经换算即可求出每升血液中的白细胞数量。

【实验仪器和材料】

1. 器材
（1）改良 Neubauer 血细胞计数板、显微镜、盖玻片、绸布。
（2）试管、试管架、刻度吸管、微量吸管、玻璃棒。
（3）一次性无菌采血针、消毒棉球、干脱脂棉。
2. 试剂　白细胞稀释液：2% 冰乙酸溶液中加入 10g/L 结晶紫 3 滴。
3. 标本　毛细血管血或 EDTA 抗凝新鲜全血标本。

【实验步骤】

1. 加稀释液　取小试管 1 支，用刻度吸管吸取白细胞稀释液 0.38ml。
2. 采血　用微量吸管准确吸取 20μl 毛细血管血或 EDTA 抗凝新鲜全血标本，拭去管尖外部余血。将吸管插入小试管中白细胞稀释液的底部，轻轻放出血液，并吸取上层白细胞稀释液清洗吸管 2～3 次，立即混匀，制成白细胞悬液。
3. 混匀　将试管中血液与稀释液混匀，待红细胞完全破坏，白细胞悬液完全变为棕褐色。
4. 充池
（1）采用"推式"法在改良 Neubauer 血细胞计数板上加盖盖玻片。
（2）再次将小试管中的细胞悬液混匀，用微量吸管或玻璃棒蘸取细胞悬液 1 滴，充入改良 Neubauer 血细胞计数板的计数室中，室温静置 2～3 分钟，待白细胞完全下沉后，在显微镜下计数。

5. 计数　在低倍镜下计数改良 Neubauer 血细胞计数板的四角 4 个大方格内的白细胞总数。

6. 计算

$$白细胞数 /L = \frac{4 \text{ 个大方格内白细胞数}(N)}{4} \times 10 \times 20 \times 10^6 = \frac{N}{20} \times 10^9$$

式中，N 为为 4 个大方格内的白细胞数量；÷ 4 为每个大方格的白细胞平均数量；× 10 为由 1 个大方格白细胞数量换算成 1μl 的白细胞数量；× 20 为血液的稀释倍数；× 10^6 为 1L 等于 10^6μl。

7. 废物处理　实验结束后，将一次性无菌采血针和一次性微量吸管等锐器放入利器盒；使用过的脱脂棉等医疗废物放入黄色垃圾袋；医疗废物按规定技术处理。

【实验结果】

X. X × 10^9/L

【注意事项】

1. 器材要求　均须清洁、干燥，并经过严格的校准，采用合格检测试剂。显微镜存放环境应防震、防潮、防尘、防日晒、防温度差过大。

2. 标本要求

（1）标本种类　新鲜全血标本，血液标本与抗凝剂应立即充分混匀。标本中不得有肉眼可见的溶血或小凝块。

（2）抗凝剂　EDTA – K_2 作为抗凝剂，浓度为 3.7 ~ 5.4μmol/ml 血液（1.5 ~ 2.2mg/ml 血液）。

（3）采血采血速度要快，以免血液凝固；针刺深度要适当（2 ~ 3mm），不能过度挤压，以免组织液混入。

（4）稀释与混匀稀释液应为无菌、无毒、适用于检测系统的缓冲盐溶液；稀释液应过滤，以免杂质、微粒干扰；取血量和稀释倍数要准确。

（5）容器及条件　①必须采用符合要求的无菌注射器或负压采血系统。②盛有标本的试管应有足够的剩余空间，以便血液标本混匀。③标本置于 18 ~ 22℃ 下直接检测。④从血液标本采集到检测的时间间隔应不超过 4 小时。⑤检测前轻轻颠倒盛有标本的试管，使标本充分混匀。

3. 操作要求

（1）加盖玻片　加盖玻片的方式可影响充液的高度，进而影响计数结果 WHO 推荐采用"推式"法，此法较"盖式"法更能保证充液体积的高度为 0.10mm 上。

（2）充池　①充池前应适当用力、快速振荡 30 秒，以充分混匀白细胞悬液。但应避免产生过多气泡影响充液和准确计数。②充池时应避免充液过多、过少、断续，避免气泡及充液后移动或触碰盖玻片。③如果充液不符合要求，可用绸布擦干计数板和盖玻片后重新充池。

（3）细胞分布要均匀　白细胞总数在正常范围内时，各大方格间的细胞数不得相差 8 个以上。2 次重复计数误差不得超过 10%，否则应重新充液计数。

（4）寻找计数区域　在显微镜低光源的情况下，低倍镜下仔细调整显微镜的细准焦螺旋，寻找计数区域。

（5）计数　①计数原则计数压线细胞时，遵循"数上不数下、数左不数右"的计数原则。②校正有核红细胞的影响：由于白细胞稀释液不能破坏或溶解有核红细胞，若外周血出现有核红细胞，可使白细胞计数结果偏高。每 100 个白细胞中有 5 个或更多有核红细胞时，白细胞计数结果校正公式：

$$校正后的白细胞计数 = X \times \frac{100}{100 + Y}$$

X：未校正的白细胞数；Y：分类计数时，每100个白细胞中同时计数到的有核红细胞数。

白细胞计数以校正后的结果进行报告。

③减小固有误差当白细胞数量 $<3 \times 10^9/L$ 时，可扩大计数范围（计数 8 个大方格内的白细胞数），或缩小稀释倍数（如采集 $40\mu l$ 血液）。当白细胞数量 $>15 \times 10^9/L$ 时，可适当减少血量（如采集 $10\mu l$ 血液），或增加稀释倍数（如取 0.76ml 稀释液）。

【思考题】

白细胞显微镜计数法的优缺点。

二、红细胞计数

【实验目的】

掌握红细胞显微镜计数的方法。

【实验原理】

用等渗稀释液将血液稀释一定倍数后，充入改良 Neubauer 血细胞计数板的计数室，在显微镜下计数一定区域内的红细胞数量，经换算求出每升血液中的红细胞数量。

【实验仪器和材料】

1. 器材

（1）改良 Neubauer 血细胞计数板、显微镜、盖玻片、绸布。

（2）试管、试管架、刻度吸管、微量吸管、玻璃棒。

（3）一次性无菌采血针、消毒棉球、干脱脂棉。

2. 试剂

（1）红细胞稀释液（Hayem 液）　氯化钠 1.0g，结晶硫酸钠 5.0g（或无水硫酸钠 2.5g），氯化高汞 0.5g，蒸馏水加至 200ml。溶解后加 20g/L 伊红溶液 1 滴，过滤后使用。

（2）甲醛枸橼酸盐稀释液　枸橼酸钠 3g，36% ~40% 甲醛 1ml，加蒸馏水至 100ml。

（3）生理盐水或 1% 甲醛生理盐水。

3. 标本　毛细血管血或 EDTA 抗凝新鲜全血标本。

【实验步骤】

1. 加稀释液　取小试管 1 支，用刻度吸管吸取红细胞稀释液 2ml。

2. 采血　用清洁干燥微量吸管采集毛细血管血或新鲜全血 $10\mu l$，拭去管外余血，轻轻加至红细胞稀释液底部，再轻吸上层清液清洗管腔 2 ~3 次，然后立即混匀，制成红细胞悬液。

3. 充池

（1）采用"推式"法在改良 Neubauer 血细胞计数板上加盖盖玻片。

（2）用微量吸管或玻璃棒将混匀后的红细胞悬液充入改良 Neubauer 血细胞计数板的计数室，室温下静置 3 ~5 分钟，待细胞下沉后于显微镜下计数。

4. 计数　采用高倍镜依次计数改良 Neubauer 血细胞计数板中央大方格内 4 个角和正中 5 个中方格内的红细胞数。

5. 计算

$$红细胞数 /L = N \times \frac{25}{5} \times 10 \times 10^6 \times 200 = N \times 10^{10} = \frac{N}{100} \times 10^{12}$$

N：5 个中方格内的红细胞数量；

$\times \dfrac{25}{5}$：将 5 个中方格红细胞数换算成 1 个大方格红细胞数量；

$\times 10$：将 1 个大方格红细胞数换算成 $1\mu l$ 血液内红细胞数量；

$\times 10^6$：1L 等于 $10^6 \mu l$；

$\times 200$：为血液的稀释倍数。

【实验结果】

X. X $\times 10^{12}$/L

【注意事项】

1. 器材要求　所用器材均应清洁干燥，计数板、盖玻片、微量吸管及刻度吸管、改良 Neubauer 血细胞计数板的规格应符合质量要求，或经过校正方可使用。

2. 稀释液　红细胞稀释液应等渗、新鲜、无杂质微粒。

3. 操作要求　严格规范操作，从消毒、采血、稀释、充液到计数等环节都应严格规范要求。

（1）采血部位不当　采血在局部的冻疮、发绀、水肿、感染等部位均可影响结果，使标本失去代表性。

（2）稀释倍数不准确　①稀释液和（或）血液的量不准确。②吸血时吸管内有气泡。③未拭去吸管外余血。④血液加入稀释液后，吸管带出部分稀释血液。⑤稀释液放置时间过长，蒸发浓缩。

（3）血液凝固采血动作缓慢、过分挤压采血部位等可造成血液凝固。

（4）充池不当红细胞悬液未混匀、充池过多或过少、断续充池、计数室内有气泡、充池后盖玻片移动、操作平台不平，均可造成细胞分布不均匀。因此，既要充分混匀红细胞悬液，又要防止剧烈振荡而破坏红细胞。必须一次性充满计数室，防止产生气泡、充池过多或过少等，充入血细胞悬液的量以不超过计数室台面与盖玻片之间的矩形边缘为宜。如果充池不符合要求，可用绸布擦干计数板和盖玻片后重新充池。

（5）寻找计数区域　在显微镜低光源的情况下，高倍镜下仔细调整显微镜的细准焦螺旋，寻找计数区域。

（6）计数　①计数压线细胞：计数压线细胞时，应遵循"数上不数下、数左不数右"的原则，避免漏数或重复计数。②缩小计数域误差：尽量扩大血细胞计数范围和数量。细胞分布要均匀，参考区间数值内，2 次重复计数红细胞误差不超过 5%，否则应重新充液计数。③减少其他细胞影响：如减少白细胞、网织红细胞和有核红细胞的影响。

【思考题】

什么是技术误差？常见的血细胞技术误差有哪些？

三、血小板计数

【实验目的】

掌握血小板显微镜计数的方法。

【实验原理】

血液经稀释液按一定比例稀释和破坏红细胞后，充入改良 Neubauer 血细胞计数板的计数室，在显微镜下计数一定区域内的血小板数量，经过换算求出每升血液中血小板的数量。

【实验仪器和材料】

1. 器材

（1）改良 Neubauer 血细胞计数板、显微镜、盖玻片、绸布。

（2）试管、试管架、刻度吸管、微量吸管、玻璃棒。

（3）一次性无菌采血针、消毒棉球、干脱脂棉。

2. 试剂 10g/L 草酸铵稀释液：草酸铵 10.0g 和 EDTA－Na$_2$ 0.12g 溶于 1000ml 蒸馏水中混匀。

3. 标本 毛细血管血或 EDTA 抗凝新鲜全血。

【实验步骤】

1. 加稀释液 取清洁小试管 1 支，准确吸取 10g/L 草酸铵稀释液 0.38ml。

2. 采血 常规消毒无名指，穿刺后，让血液自然流出，准确采血 20μl，拭去管外余血，置于血小板稀释液内，吸取上清液清洗 2～3 次，立即充分混匀，制成血小板悬液。

3. 稀释静置 待完全溶血后再混匀 1 分钟，室温静置 10 分钟。

4. 充池

（1）采用"推式"法在改良 Neubauer 血细胞计数板上加盖盖玻片。

（2）取混匀的血小板悬液 1 滴充入改良 Neubauer 血细胞计数板计数室内，静置 10～15 分钟，使血小板充分下沉。

5. 计数 用高倍镜计数改良 Neubauer 血细胞计数板中央大方格内的四个角和中央共 5 个中方格内血小板数量。

6. 计算

$$血小板数 /L = N \times 5 \times 10 \times 20 \times 10^6$$

N：5 个中方格内的血小板数量；

×5：将 5 个中方格内血小板数量换算成 1 个大方格内血小板的数量；

×10：由 1 个大方格血小板数量换算成 1μl 的血小板数量；

×20：血液的稀释倍数；

×10^6：1L = 10^6 μl。

【实验结果】

XXX ×10^9/L。

【注意事项】

1. **病人准备** 检查前患者应避免服用含有阿司匹林及其他抗血小板药物。

2. **器材要求** 所用器材均须清洁、干燥，并经过严格的校准。

3. **稀释液要求** 草酸铵稀释液要清洁，无细菌、尘埃等污染。存放时间较长后应过滤后再使用。

4. **采血** 毛细血管采血时，针刺应达 3mm 深，使血液流畅。拭去第 1 滴血后立即采血，以防血小板聚集和破坏。如果同时做白细胞和血小板计数时，应先采血做血小板计数。

5. **制备悬液** 血液加入血小板稀释液内要充分混匀，但不可过度振荡，以免导致血小板破坏和聚集。

6. **充池**

（1）充液前必须轻轻摇动血小板悬液，用力不宜过大，以免造成血小板破坏或产生气泡，引起计数误差。

（2）血小板悬液充入改良 Neubauer 血细胞计数板计数室后，需要静置 10～15 分钟，使血小板完全下沉后再计数。但应注意保持湿度，避免水分蒸发而影响计数结果。

7. **计数光线要求** 计数时光线不可太强，应注意微有折光性的血小板与尘埃等的鉴别，附着在血细胞边缘的血小板也要注意，不要漏数。

8. **计数时间** 采集标本后应在 1 小时内计数完毕，否则结果偏低。

9. **及时核准血小板计数结果** 由经验丰富的检验人员及时核准血小板计数结果。常用的方法有：

（1）用同 1 份血液标本制备良好的血涂片，观察血小板数量、形态和分布情况，进行核准。

（2）用血小板计数的参考方法核准计数结果。

（3）每份标本最好做 2 次计数，若 2 计数误差小于 10%，取其均值报告；若计数误差大于 10%，应做第 3 次计数，取 2 次相近结果的均值报告。

10. **排除非技术因素的影响**

（1）血小板凝集或聚集、异常蛋白血症、卫星现象、巨大血小板、高脂血症导致血小板假性减少。

（2）含有 HbH 包涵体患者的红细胞碎片、慢性淋巴细胞白血病患者的淋巴细胞核和细胞质碎片、小红细胞等可被误认为血小板，导致血小板假性增多。

【思考题】

比较血小板显微镜计数法和血细胞分析仪法的优缺点？

四、嗜酸性粒细胞计数

【实验目的】

掌握嗜酸性粒细胞显微镜计数的方法。

【实验原理】

用嗜酸性粒细胞稀释液，将血液稀释一定倍数，使大部分的红细胞和其他白细胞被破坏并使嗜酸性粒细胞着色。将稀释的细胞悬液充入改良 Neubauer 血细胞计数板的计数室，计数一定区域内的嗜酸性粒细胞数，经过换算得出每升血液中的嗜酸性粒细胞数。

【实验仪器和材料】

1. 器材

（1）改良 Neubauer 血细胞计数板、显微镜、盖玻片、绸布。

（2）试管、试管架、刻度吸管、微量吸管、玻璃棒。

（3）一次性无菌采血针、消毒棉球、干脱脂棉。

2. 试剂

（1）伊红－丙酮稀释液　20g/L 伊红水溶液 5ml、丙酮 5ml、蒸馏水 90ml。

（2）Hinkelman 稀释液　伊红 0.2g、95% 苯酚 0.5ml、40% 甲醛 0.5ml、蒸馏水加至 100ml。

（3）乙醇－伊红稀释液　20g/L 伊红水溶液 10ml、95% 乙醇 30ml、甘油 10ml、碳酸钾 1.0g、柠檬酸钠 0.5g、蒸馏水加至 100ml。

（4）皂素－甘油稀释液　20g/L 伊红水溶液 10ml、皂素 0.3g、甘油 10ml、尿素 10g、氯化钠 0.9g、蒸馏水加至 100ml。

（5）溴甲酚紫稀释液　溴甲酚紫 25mg、蒸馏水 50ml。

（6）固绿（FCF）稀释液　①甲液：20g/L 固绿 20ml、丙酮 30ml、EDTA－Na_2 0.2g、蒸馏水加至 500ml。②应用液：无水乙醇 27ml、甘油 10ml、碳酸钾 1.0g、草酸铵 0.2g，用甲液加至 100ml，过滤备用。

3. 标本　毛细血管血或 EDTA 抗凝新鲜全血。

【实验步骤】

1. 加稀释液　取清洁小试管 1 支，准确吸取嗜酸性粒细胞稀释液 0.38ml。

2. 采血　用微量吸管采血 20μl，拭去管尖外部余血。将吸管插入小试管稀释液的底部，轻轻放出血液，吸取上层稀释液清洗吸管 2～3 次。

3. 混匀　将试管中的血液与稀释液混匀，待红细胞完全溶解。

4. 充池

（1）采用"推式"法在改良 Neubauer 血细胞计数板上加盖盖玻片。

（2）再次将小试管中的细胞悬液混匀。用微量吸管或玻璃棒取细胞悬液 1 滴，充入改良 Neubauer 血细胞计数板的 2 个计数室中，室温静置 3～5 分钟。

5. 计数　低倍镜下计数 2 个计数室共计 10 个大方格内的嗜酸性粒细胞。

6. 计算

$$嗜酸性粒细胞数 /L = \frac{10 \text{个大方格内的嗜酸性粒细胞}}{10} \times 10 \times 20 \times 10^6$$

÷10：每个大方格的嗜酸性粒细胞平均数量；

×10：由每个大方格嗜酸性粒细胞数量换算成每微升的嗜酸性粒细胞数量；

×20：血液稀释 20 倍；

$×10^6$：1L 等于 10^6μl。

【实验结果】

X. XX×10^9/L。

【注意事项】

1. **器材要求** 所用器材必须是中性的，吸管、试管、计数板和盖玻片均应洗涤干燥后再使用。

2. **固定检测时间** 嗜酸性粒细胞计数最好固定标本的采集时间（上午8时或下午3时），以免受日间生理变化的影响。

3. **计数误差** 造成白细胞计数的误差因素，在嗜酸性粒细胞计数时均应注意。

4. **保护细胞**

（1）嗜酸性粒细胞稀释液中的乙醇、丙酮等为嗜酸性粒细胞的保护剂，若嗜酸性粒细胞被破坏，可适当增加其用量；若中性粒细胞破坏不全，则可适当减少其用量。

（2）因嗜酸性粒细胞易破碎，混匀不宜太过用力；若使用含甘油的稀释液，因黏稠度大，要适当延长混匀时间。

5. **寻找计数区域** 在显微镜低光源的情况下，低倍镜下仔细调整显微镜的细准焦螺旋，寻找计数区域。

6. **计数时间** 计数应在血液稀释后1小时内完成，否则嗜酸性粒细胞会逐渐溶解破坏，造成结果偏低。

7. **鉴别细胞** 注意与残留的中性粒细胞区别，以免误识。中性粒细胞一般不着色或着色较浅，胞质颗粒细小或不清。

【思考题】

嗜酸性粒细胞稀释液中乙醇、丙酮等试剂的作用是什么？

（李 伟）

实验八 血细胞形态检查

血细胞形态学检查是对血液有形成分质量的检查和数量的评估，主要包括对红细胞、白细胞及血小板的大小、形态、染色及结构等方面的检查。通过经典的显微镜检查法检查可发现周围血细胞病理形态的异常，确认血细胞分析需要显微镜复检细胞的形态与数量，有助于鉴别白细胞增高的原因、判断感染的程度，有助于贫血的病因分析及形态学分类，有助于鉴别血小板减少并了解血小板功能，可发现血液中某些寄生虫感染。对血液病的诊断、鉴别诊断、疗效观察及预后判断有重要价值。

一、红细胞形态检查

【实验目的】

掌握正常红细胞的形态特点及检查方法。

【实验原理】

使用普通光学显微镜，直接观察经血细胞染色液染色后血涂片上的成熟红细胞形态。

【实验仪器和材料】

1. 器材 显微镜、细胞分类计数器、拭镜纸。

2. 试剂 血细胞染色液、磷酸盐缓冲液（pH 6.4～6.8）、香柏油、镜头清洁液。

3. 标本 制备良好的血涂片。

【实验步骤】

1. 染色 将制备良好的血涂片经血细胞染色液染色后，流水下冲洗干净，自然干燥待用。

2. 低倍镜观察 低倍镜下观察全片，包括成熟红细胞的染色和分布情况，选择细胞分布均匀、染色良好、成熟红细胞紧密排列但不重叠区域（一般在血涂片的体尾交界处）。

3. 油镜观察 在选定的区域滴加香柏油 1 滴，油镜下观察上述区域中成熟红细胞的形态。

【实验结果】

描述待检标本中成熟红细胞形态特点和观察到的异常红细胞的形态学变化。成熟红细胞异常可表现为：大小异常、形态异常、染色异常、结构异常。

【注意事项】

1. 标本准备 标本制备过程中的人为因素可造成红细胞形态异常，如：①采血不当。②玻片不符合要求。③抗凝剂 EDTA 浓度过高，或长时间放置血液。④涂片不当。⑤涂片干燥过慢或固定液中混有少许水分。⑥涂片末端附近，可见与长轴方向一致的假椭圆形红细胞等。⑦染色不当。

2. 低倍镜观察 先在低倍镜下浏览全片，观察细胞的分布和染色情况，选择理想的区域进行观察，理想红细胞分布区域是红细胞之间紧密排列而不重叠，且有立体感。并注意观察是否存在其他异常细胞或异常成分，如幼稚细胞或有核红细胞等。

3. 区别假性异形红细胞 应认真浏览全片，排除人为因素的影响。一般真正的异形红细胞均匀分布全片，而假性异形红细胞常局限个别区域。

【思考题】

人为因素可导致哪些红细胞形态异常？

二、白细胞形态检查

【实验目的】

掌握各种白细胞的正常形态和病理形态。

【实验原理】

使用普通光学显微镜直接观察经血细胞染色液染色后血涂片上的白细胞，根据白细胞的大小、细胞核和细胞质的特征，鉴别各种白细胞。

【实验仪器和材料】

1. **器材**　显微镜、细胞分类计数器、拭镜纸。
2. **试剂**　血细胞染色液、磷酸盐缓冲液（pH 6.4～6.8）、香柏油、镜头清洁液。
3. **标本**　制备良好的血涂片。

【实验步骤】

1. **染色**　将制备良好的血涂片经血细胞染色液染色后，流水下冲洗干净，自然干燥待用。
2. **低倍镜观察**　低倍镜下观察全片，初步评估细胞数量、分布及染色情况，观察有无异常细胞。
3. **油镜观察**　选择血涂片体、尾交界处细胞分布均匀、着色良好的区域，滴加香柏油1滴，油镜下对白细胞从细胞大小、细胞核、细胞质等方面仔细地观察。注意观察有无白细胞形态变化，包括中性粒细胞的毒性变化、中性粒细胞的核象变化、中性粒细胞胞核的形态异常、中性粒细胞胞质的颗粒减少或消失、异型淋巴细胞等。
4. **计算毒性指数**　观察100个或200个中性粒细胞，记录含有中毒颗粒的中性粒细胞数量，计算毒性指数：

$$毒性指数 = \frac{有中毒颗粒的中性粒细胞数}{计数的中性粒细胞数}$$

【实验结果】

观察白细胞的各种形态变化，发现异常细胞应直接报告描述。

【注意事项】

1. **显微镜使用技巧**　识别白细胞形态时要随时旋转微调细准焦螺旋，注意全面观察细胞核染色质、细胞浆颗粒大小、染色及分布等特点。
2. **注意全片观察**　注意观察血涂片尾部和两端体积较大细胞的情况。如发现幼稚细胞、红细胞或血小板形态异常时，一定要在结果报告中加以描述。
3. **染色的影响**　在血涂片染色偏碱或染色时间过长时，可将中性颗粒误认为中毒颗粒，应注意全片各种细胞的染色情况。
4. **区别不同类型细胞**　含中毒颗粒的中性粒细胞要与嗜碱性粒细胞区别，其区别要点是嗜碱性粒细胞分叶较少、染色较浅，嗜碱性颗粒着色更深，较大且不均匀，细胞边缘常分布较多，也可覆盖分布于细胞核上。

【思考题】

1. 白细胞在病毒性感染和急性细菌性感染时细胞计数和形态学变化各有何特点？
2. 反应性淋巴细胞分几型？各自形态学特点？

三、血小板形态检查

【实验目的】

掌握正常血小板的形态特点及检查方法。

【实验原理】

使用普通光学显微镜，直接观察经血细胞染色液染色后血涂片上的血小板形态。

【实验仪器和材料】

1. 器材　显微镜、细胞分类计数器、拭镜纸。
2. 试剂　血细胞染色液、磷酸盐缓冲液（pH 6.4 ~ 6.8）、香柏油、镜头清洁液。
3. 标本　制备良好的血涂片。

【实验步骤】

1. 染色　将制备良好的血涂片经血细胞染色液染色后，流水冲洗干净，自然干燥后待用。
2. 低倍镜观察　低倍镜下观察全片，包括血小板的染色和分布情况，并选择细胞分布均匀、染色良好、细胞形态完整的区域，换油镜观察。
3. 油镜观察　在选定的区域滴加香柏油 1 滴，油镜下观察 10 个视野内的血小板形态特点和数量。

【实验结果】

描述待检标本中血小板分布及形态特点。血小板分布特点可描述为：散在分布、簇状分布、成堆分布等；血小板形态特点可描述为：正常形态血小板、大血小板、异形血小板等。

【注意事项】

1. 采血与抗凝　采血过程是否顺利对血小板形态和数量影响较大，应尽量使采血顺利以避免血小板聚集与黏附。以 EDTA 抗凝新鲜全血观察血小板数量和形态优于毛细血管血。
2. 制备血涂片　采血后应立即制备血涂片。如采血不当、涂片不当、染色不当、长时间放置血液、涂片干燥过慢等均可影响血小板形态。
3. 选择镜检区域　镜检理想区域是成熟红细胞紧密排列但不重叠区域（一般在血涂片的体尾交界处）。
4. 减少人为影响因素　应认真浏览全片，排除人为因素影响。一般真正的异形血小板均匀分布全片，而假性异形血小板常局限个别区域。

【思考题】

1. 血小板卫星现象及其意义？
2. 哪些因素会导致血小板聚集？

四、白细胞分类计数

【实验目的】

掌握显微镜外周血白细胞分类计数方法。

【实验原理】

将血液制备成细胞分布均匀的血涂片，经血细胞染色液染色后于显微镜下观察白细胞的形态，并进行分类计数，通常分类计数 100 个白细胞，计算得出各种白细胞的相对比值或所占的百分率。

【实验仪器和材料】

1. **器材** 显微镜、细胞分类计数器、拭镜纸。
2. **试剂** 血细胞染色液、磷酸盐缓冲液（pH 6.4 ~ 6.8）、香柏油、镜头清洁液。
3. **标本** 制备良好的血涂片。

【实验步骤】

1. **染色** 将制备良好的血涂片用血细胞染色液染色，流水冲洗干净，自然干燥后待用。
2. **低倍镜观察** 低倍镜下观察全片，初步评估白细胞的分布、数量及染色情况，观察有无异常细胞。
3. **油镜观察** 选择血涂片体、尾交界处细胞分布均匀、着色良好的区域，滴加 1 滴香柏油，使用油镜（×100 倍物镜）进行分类计数。按一定的方向顺序对所见的每个白细胞进行分类，用细胞分类计数器做好记录，共计数 100 个白细胞。

【实验结果】

根据分类计数结果计算各类白细胞所占的百分率。结合白细胞计数结果，计算出每升血液中各种白细胞的数量（即各种白细胞的绝对值）。

【注意事项】

1. **血涂片质量** 制备厚薄适宜、头体尾分明、细胞分布均匀、四周留有空隙且染色良好的血涂片，是保障白细胞分类计数结果可靠性的关键。血膜过厚则细胞重叠、细胞缩小；血膜太薄，白细胞多集中于边缘；血膜如不在载玻片的两侧留余地，则会影响某些异常细胞（大细胞或成堆细胞）的观察。染色后的细胞色彩鲜明，能显示出各种细胞特有的色彩，细胞核结构和细胞浆颗粒清晰，染色偏碱或偏酸均会影响对白细胞形态的观察。

2. **白细胞分类**

（1）观察全片首先采用低倍镜观察血涂片的染色质量及细胞分布情况，注意观察血涂片边缘及尾部有无巨大的异常细胞或成堆分布的细胞等。

（2）分类部位 ①体积较小、密度较大的淋巴细胞在血涂片头、体部分布较多。②体积较大、密度较小的单核细胞和粒细胞在尾部和两侧较多。③异常的大细胞则常在尾部。

（3）分类方法 分类计数时最好选择体尾交界处，按照一定方向顺序以"城垛式"有规律地移动视野，逐个计数不同区域的白细胞，切忌根据自己的主观意愿任意取舍随机视野内的白细胞，以免重复计数或漏计。

3. **分类计数的数量** 白细胞分类计数的数量应根据白细胞总数而定。一般要求在油镜下分类计数 100 个白细胞；当白细胞总数超过 $15 \times 10^9/L$ 时，应分类计数 200 个白细胞；当白细胞数量低于 $3 \times 10^9/L$ 时，为了降低误差，应选择 2 张血涂片分类计数 50 ~ 100 个白细胞。

4. 影响因素

（1）有核红细胞　血涂片中如果见到有核红细胞，应逐个计数，但不列入白细胞分类计数总数之内，报告方式为分类计数 100 个白细胞的同时见到的有核红细胞数。

（2）异常细胞　如发现幼稚或异常白细胞，应进行逐个分类计数和报告，并包括在白细胞分类比值或百分率中。不能识别的破碎细胞数量不能太多，一般不超过白细胞总数的 2%。若破碎细胞仍能鉴别其种类，如破碎的嗜酸性粒细胞等，仍将其计在分类计数总数中。

（3）其他细胞形态异常　如发现红细胞、血小板的形态异常改变应在结果中描述。

（4）寄生虫　发现其他异常，如见到寄生虫（如疟原虫）等应在报告中描述。

【思考题】

1. 白细胞分类计数中发现幼稚或异常白细胞、有核红细胞时如何报告结果？
2. 如何利用血涂片上白细胞密度评估血液中白细胞总数？应注意哪些问题？
3. 显微镜白细胞分类计数对血涂片有何要求？

五、网织红细胞计数

（一）试管法

【实验目的】

掌握网织红细胞试管法计数的方法。

【实验原理】

网织红细胞是尚未完全成熟的红细胞，其胞质内残存少量核蛋白体和核糖核酸（RNA）等嗜碱性物质，经煌焦油蓝或新亚甲蓝等染液活体染色后，在显微镜下呈蓝色网状或点状结构，可与完全成熟的红细胞区别。

【实验仪器和材料】

1. 器材　显微镜、拭镜纸、试管架、试管、玻片、Miller 窥盘。

2. 试剂

（1）10g/L 煌焦油蓝生理盐水溶液　煌焦油蓝 1.0g，枸橼酸三钠 0.4g，氯化钠 0.85g，溶于双蒸水 100ml 中，混匀，过滤后贮存于棕色试剂瓶中备用。

（2）新亚甲蓝 N 溶液　新亚甲蓝 0.5g，草酸钾 1.4g，氯化钠 0.8g，蒸馏水加至 100ml，过滤后贮存于棕色试剂瓶中备用。

（3）香柏油、镜头清洁液。

3. 标本　新鲜全血标本。

【实验步骤】

1. 加染液　取清洁小试管做好标记，并加入 2 滴网织红细胞染液。

2. 加血液标本　在已加入染液的小试管内加入新鲜全血标本 2 滴，立即混匀。

3. 染色　室温下放置 15 ~ 20 分钟。

4. 涂片制备　取混匀染色血1小滴制成薄血涂片，自然干燥。

5. 观察　低倍镜下观察红细胞的分布和染色情况，并选择红细胞分布均匀、着色好、背景清晰的部位进行计数。

6. 计数

（1）常规法在油镜下计数至少1000个红细胞中的网织红细胞。

（2）Miller窥盘计数法为提高网织红细胞计数的精度和速度，ICSH推荐使用Miller窥盘（厚度为1mm、直径为19mm的圆形玻片，玻片上刻有大小两个正方形格子，大方格B面积为小方格A的9倍，图8-1）。将Miller窥盘放置于目镜内，于Miller窥盘的小格内计数所有成熟红细胞，在大格内（含小格）计数网织红细胞数。为控制CV水平，建议根据网织红细胞的数量决定所应计数的红细胞的数量（表8-1）。

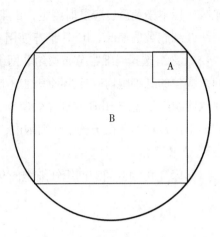

图8-1　Miller窥盘示意图

表8-1　实际需要在小方格内要求计数的红细胞数量

Retic（%）	计数Miller窥盘小方格RBC数量（CV=10%）	相当于缩视野法计数RBC数量
1~2	1000	9000
3~5	500	4500
6~10	200	1800
11~20	100	900

7. 计算

（1）常规法

$$网织红细胞百分数 = \frac{计数1000个红细胞中的网织红细胞数}{1000} \times 100\%$$

（2）Miller窥盘计数法

$$网织红细胞百分数 = \frac{大方格B内的网织红细胞数}{小方格A内的红细胞数 \times 9} \times 100\%$$

（3）网织红细胞绝对数

$$网织红细胞/L = 红细胞数/L \times 网织红细胞百分数$$

【实验结果】

①X.X%。②绝对值X.XX×10^9/L。

【注意事项】

1. 染液　染液质量会直接影响网织红细胞计数的准确性。煌焦油蓝染液长期普遍应用，但其溶解度低，易形成沉渣吸附于红细胞表面；新亚甲蓝染色力强且着色稳定，是WHO推荐使用的染液。试剂应定期配制，以免变质沉淀，新配制染料使用前应过滤，去除染料沉渣。

2. 染色　染色时间不能过短，室温低时可放置37℃恒温水浴箱或适当延长染色时间。染液与血液的比例以1:1为宜，严重贫血时可适当增加血液的比例。

3. 标本 标本采集后应及时染色，因网织红细胞在体外仍继续成熟，其数量随着保存时间的延长而递减。标本染色后也应及时测定，因染料吸附可人为增高网织红细胞计数值。血细胞染色液复染可使网织红细胞数值偏低。ICSH 推荐使用 Miller 窥盘进行计数，提高结果准确性。

4. 计数 选择红细胞分布均匀、网织红细胞着色好、背景清晰的部位计数，凡含有 2 个或 2 个以上网织颗粒的红细胞均应计为网织红细胞。由于网织红细胞体积较大，故应兼顾血片边缘和尾部区域。应注意网织红细胞与 HbH 包涵体的鉴别：前者为蓝绿色网织状或点粒状结构，分布不均；后者为蓝绿色圆形小体，均匀散在于整个红细胞内，一般在温育 10 ~ 60 分钟后出现。

5. 结果评价

（1）95% 可信区间法 网织红细胞的 95% 可信区间是 $R \pm 2S_P$

$$S_P = \sqrt{\frac{R(1-R)}{N}}$$

S_P 为标准误；R 为网织红细胞百分数；N 为所计数红细胞总数。正常网织红细胞百分数很低，但其绝对值是很高的。通过计算确定网织红细胞计数的 95% 可信区间，对标本再计数 1 次，若结果落入计算 95% 可信区间内，说明两次计数无显著性差异；否则应进行第 3 次计数。

（2）比值法

$$r = \frac{|R_1 - R_2|}{\sqrt{\dfrac{R_1(1-R_1) + R_2(1-R_2)}{N}}}$$

R_1、R_2 分别为 2 次计数结果，N 为网织红细胞数。r 值 < 2 时结果可靠。

（二）玻片法

【实验目的】

掌握网织红细胞玻片法计数的方法。

【实验原理】

同试管法。

【实验仪器和材料】

1. 器材 显微镜、拭镜纸、试管架、试管、玻片、Miller 窥盘。

2. 试剂

（1）10g/L 煌焦油蓝乙醇溶液：煌焦油蓝 1.0g（置于乳钵中研磨），溶于 95% 乙醇 100ml，过滤后贮存于棕色试剂瓶中备用。

（2）新亚甲蓝 N 溶液：新亚甲蓝 0.5g，草酸钾 1.4g，氯化钠 0.8g，蒸馏水加至 100ml，过滤后贮存于棕色试剂瓶中备用。

（3）香柏油、镜头清洁液。

3. 标本 新鲜全血标本。

【实验步骤】

1. 加染液 于载玻片一端滴加 1 滴网织红细胞染色液，待自然干燥后备用。

2. 加血液标本 取混匀后新鲜全血标本 1 滴，滴在干燥的染料上，用推片角轻轻将血滴与染料混合，然后用另一载玻片盖在此载玻片上，使两载玻片粘合，以免血液和染料干燥。

3. 制备涂片 5～10 分钟后，移开上层载玻片，取一滴标本制成血涂片。

4. 观察 同试管法。

5. 计数 同试管法。

6. 计算 同试管法。

【实验结果】

同试管法。

【注意事项】

玻片法的注意事项大致同试管法，但因玻片法染色时血液中的水分容易蒸发，造成染色时间偏短、结果偏低，因此染色过程应特别注意防止水分蒸发。

【思考题】

1. 影响网织红细胞计数的因素有哪些？如何进行质量控制？

2. 网织红细胞计数对哪些疾病有诊断和鉴别诊断及疗效观察价值？

3. 如何对常规法和 Miller 窥盘法网织红细胞计数进行方法学评价？

（李 伟）

实验九 血液分析仪使用及结果分析

血液分析仪是现代医学实验室中不可或缺的工具，它能够快速、准确地提供关于血液成分的重要信息。通常用于检测血细胞计数、血红蛋白水平、白细胞分类等多个参数。血液分析仪具有高度自动化的特点，可处理大批量血液标本，提高检测效率。根据白细胞分类方法的不同，可分为三分群和五分群两种。

一、三分群血液分析仪的使用及结果分析

【实验目的】

掌握三分群血液分析仪的检测原理、操作方法、结果分析及参数的临床应用。

【实验原理】

以电阻抗型仪器为例。

1. 细胞计数 细胞计数一般遵循电阻抗原理，也称库尔特原理。检测时，血细胞通过仪器的微孔管时，产生电压脉冲信号。脉冲信号的多少反映细胞的数量，脉冲信号强弱反映细胞体积的大小。根据细胞体积的差异定义不同种类的细胞并计算得出不同种类细胞浓度，完成对血细胞的计数和体积测定。

2. 血红蛋白（Hb）测定　自动血液分析仪多使用十二烷基硫酸钠 – 血红蛋白（SDS – Hb）法或十二烷基月桂酰硫酸钠血红蛋白（SLS – Hb）法测定血红蛋白。该类方法使用试剂无毒性，且与 HiCN 吸收光谱相似，能满足实验的精确性、准确性要求。

3. 白细胞分群　标本中加入特定的溶血剂后，红细胞被破坏溶血，有核细胞脱水而皱缩，皱缩后有核细胞体积即细胞核与胞质中颗粒成分及细胞膜的总和。根据不同类型白细胞皱缩后有核细胞体积的差异，对白细胞进行分群。血液分析仪根据改造后细胞体积的大小，将范围为 35～450fl 的白细胞分成大、中、小三个细胞群体，并显示其白细胞体积分布直方图。根据各细胞群面积占总体面积的比例及白细胞总数，计算出白细胞各群的百分率和绝对值。

【实验仪器和材料】

1. 器材　三分群血液分析仪、静脉采血器材等。
2. 试剂　血液分析仪配套试剂（稀释液、溶血剂、清洗液）及全血质控物。
3. 标本　EDTA – K₂抗凝静脉血或末梢血。

【实验步骤】

1. 标本采集

（1）抗凝静脉血　EDTA – K₂抗凝静脉血适合各类血液分析仪。

（2）末梢血　适合预稀释半自动血液分析仪或婴幼儿采血。将一定量的血液加入定量稀释液的测量杯中，立即测定分析。同时制备 1 张外周血涂片备用。

2. 仪器准备　开机前检查电缆和管路、废液容器等装置、试剂是否足够量等，启动 UPS 电源开关，再启动血液分析仪开关，仪器完成自检程序，仪器自检通过后自动进行背景计数，空白计数应该达到仪器的要求，通过后仪器准备就绪，即可使用。

3. 质控物检测　使用仪器配套的高、中、低浓度或高、中浓度全血质控物在仪器上进行检测，通常情况其结果应在质控物所标示靶值的 ±2SD 之内，实验室可根据仪器自身性能增加其他质控判断规则，如 2 – 2s、R – 4s 等。质控物测定结果可记录于专用登记本上，也可记录于仪器自带的质控软件中或由电脑传输至其他质控系统中。如果仪器有质控功能，根据仪器操作手册在质控模式下测定质控物，结果将自动记录于质控文件内，并绘出质控图。标本检测需在质控通过后进行。

4. 标本检测　选定检测模式（自动模式或手动模式），充分混匀血液标本或预稀释样品，按仪器要求进行操作，仪器吸样后自动完成各项测试，屏幕显示并打印出各项参数、直方图和报警（符号或文字）。

5. 结果报告

（1）参数　①白细胞参数：WBC 总数，大、中、小三群白细胞的百分比和绝对值。②红细胞参数：红细胞计数、血红蛋白、血细胞容积、红细胞相关参数等各类定量参数。③血小板参数：血小板计数、血小板体积等。

（2）直方图　RBC、WBC 和 PLT 直方图。

（3）报警　如果标本检测过程或结果有异常，包括数量、分类以及仪器故障，仪器出现相应符号或"Flag"提示，需参阅不同仪器型号的说明书进行具体处理。

（4）报告　根据各项参数的检测结果、细胞直方图、报警提示信息与临床诊断等，综合分析是否可以直接发出检验报告，或需进行标本复查、显微镜涂片镜检后才能发出。

6. 关机　标本检测结束后，进行仪器清洁保养，按照正常关机程序关机。

【实验结果】

白细胞计数、白细胞分类计数、红细胞计数、血红蛋白、红细胞相关参数、血小板计数等。

【注意事项】

1. 仪器的检测环境要求 血液分析仪属高精度设备，室内温度应保持在 18～25℃，相对湿度应 < 80%。防止电磁波干扰，不能使用磁饱和稳压器，仪器应有良好的接地装置。

2. 试剂要求 稀释液、溶血剂等试剂最好使用与仪器型号对应的原装试剂，兼容试剂使用前要进行比对试验，所有试剂需在有效期内使用。

3. 标本要求 ①标本应使用 ICSH 推荐的 EDTA－K_2 作为抗凝剂进行抗凝，抗凝终浓度为 1.5～2.2mg/ml。②采血过程应顺利，采血完成后立即对标本进行颠倒混匀，使血液与抗凝剂充分混匀。③标本中不能有小凝块和纤维蛋白丝，特别是末梢血标本。④用于血液分析的标本室温下应于 8 小时内测试完毕，此时间段标本不宜在冰箱保存，因为低温会使血小板计数值降低。

特殊标本处理：①EDTA 依赖的假性血小板减少症的标本可选用枸橼酸盐抗凝剂抗凝，结果报告时应考虑抗凝剂稀释对最终细胞计数结果的影响。②对于冷凝集的标本，可将标本放置于 37℃ 水浴中 30 分钟或更长时间，立即混匀后上机检测。

4. 检测要求 严格按照仪器标准操作程序（SOP）进行标本检测。

5. 仪器要求 操作者需熟悉仪器性能，严格按照操作手册进行仪器的操作和维护、保养。新装机或经过大修或更换与检测相关的零部件的仪器必须进行仪器校准，待性能评价通过后方可用于临床标本分析。

6. 质量控制要求 实验室应定时开展室内质量控制，定期参加室间质量评价或实验室间能力比对。室内质量控制频率至少每天 1 次，实验室可根据标本量大小或仪器参与检测的时长适当增加质控次数。否则一旦血液分析仪出现问题，可能造成整批标本结果不准确。

7. 结果报告要求 实验室应建立规范化的危急值报告制度，根据临床情况至少对"白细胞计数、血小板计数和血红蛋白浓度"3 个项目设立危急值，部分实验室可适当增加危急值项目（如中性粒细胞绝对值等）。当实验结果达到危急值时，在确保仪器正常、质控在控、标本合格、检测结果复查后无误等前提下，立即向临床报告并做好记录。

8. 结果分析 需将检测结果、仪器报警信息、直方图等检测信息结合被检测者临床资料及其他检查结果，认真分析检验结果。

二、五分类血液分析仪的使用及结果分析

【实验目的】

掌握五分类血液分析仪的原理、熟悉其操作方法、结果分析及参数的临床应用。

【实验原理】

1. 细胞计数及体积测定 同三分群血液分析仪。

2. 血红蛋白测定 同三分群血液分析仪。

3. 白细胞五分类计数 不同型号的仪器所采用的技术也不尽相同，如多角度激光散射法、容量电导光散射（VCS）分类法、阻抗和射频法、多角度偏振光散射分类法（MAPSS）、流式细胞术、光散射

与细胞化学联合分类法等。

4. 网织红细胞计数与分类 荧光染料（如吖啶橙、哌若宁 – Y、噻唑橙、碱性槐黄 O）能与网织红细胞内 RNA 结合，单个细胞流通过特定波长的检测激光束时发出荧光，根据发出荧光细胞的数量可精确测定网织红细胞占成熟红细胞的百分率（Retic%）。根据荧光强度可将网织红细胞分成低荧光强度网织红细胞（LFR）、中荧光强度网织红细胞（MFR）和高荧光强度网织红细胞（HFR）三类。

【实验仪器和材料】

1. 器材 全自动五分类血液分析仪、静脉采血器材等。

2. 试剂 仪器配套的试剂及全血质控物。

3. 标本 EDTA – K_2 抗凝静脉血或末梢血。

【实验步骤】

开机准备、质控品测定、标本测定与三分群血液分析仪操作基本相同，五分类血液分析仪的报告内容更加详实丰富，白细胞分类图形为更直观的散点图，有些仪器还能显示网织红细胞参数和分类图形。

【实验结果】

同三分类法。

【注意事项】

1. 结果分析

（1）白细胞 ①五分类血液分析仪的白细胞分类检测结为初筛实验，并不能完全取代显微镜涂片分类。实验室应根据国际血液学复检专家组提出的关于自动血细胞计数和白细胞分类的 41 条复检规则，结合实际情况制定并执行适用于本实验室的血涂片复检规则；②不同型号血液分析仪白细胞分类采用的原理、试剂、测试细胞组合不完全一致，所绘散点图也有差别。与直方图相比，散点图能直观地提示细胞的比例变化或有无异常细胞出现，进而帮助检测人员合理筛选需要进一步进行涂片镜检的标本并在显微镜检中针对性地注意这些变化。

（2）红细胞 ①直方图同三分群仪器；②网织红细胞：血液分析仪根据荧光强度不同，将网织红细胞更加细致地分为 LFR、MFR、HFR 三部分，网织红细胞的荧光强度随着红细胞不断成熟而减弱，越幼稚的网织红细胞显示荧光越强，完全成熟红细胞没有荧光。

（3）血小板 直方图同三分群仪器。

2. 其他 同三分群血液分析仪。

【思考题】

1. 三分群、五分类血液分析仪的白细胞分类有哪些异同点？
2. 在临床工作中应如何使用和分析血液分析仪的检测结果？

（陈 思）

实验十 血液分析仪校准、性能评价和比对

一、血液分析仪的校准

血液分析仪的校准是确保血液分析仪检测结果准确性的关键步骤。校准物定值准确、校准中操作正确、减少校准中的误差，是仪器校准的关键条件。除定期校准外，在新仪器投入使用前、更换其他试剂供应商的试剂，仪器更换较大部件进行维修后、室间或室内质控检测结果有飘移时（排除仪器故障和试剂的影响）或比对结果超出允许范围，仪器厂商推荐校准时，都应进行血液分析仪的校准。

【实验目的】

掌握血液分析仪校准（Calibration）的方法。

【实验原理】

在血液分析仪精密度良好的前提下，根据仪器分析偏差的允许范围，用校准实验室提供的定值新鲜血或仪器制造商推荐配套校准物对血液分析仪的主要项目（RBC、Hb、Hct/MCV、WBC、Plt）进行校准。

【实验仪器和材料】

1. 器材 血液分析仪等。

2. 试剂

（1）仪器配套的稀释液、溶血剂、清洗液等。

（2）校准品 血液分析仪同一批号的配套校准品2瓶。

【实验步骤】

1. 仪器准备 校准前需清洗仪器内部各检测通道，确认仪器的背景计数、精密度和携带污染率等在仪器说明书或中华人民共和国卫生行业标准《临床血液学检验常规项目分析质量要求》（WS/T 406—2024）规定的允许范围内，才能进行校准。当仪器说明书的要求高于行业标准（WS/T 406）要求时，以说明书要求为准；当仪器说明书的要求低于行业标准（WS/T 406）要求时，以行业标准（WS/T 406）要求为准。

2. 校准品准备

（1）使用仪器制造商推荐配套校准物的准备 ①将校准物从冰箱内（2~8℃）取出，核查校准物是否超出效期，是否有溶血等异常情况；②将校准物在室温（18~25℃）条件下静置约30分钟，使其温度恢复至室温；③轻轻地将校准物反复颠倒混匀，并置于两手掌间慢慢搓动，使校准物充分混匀；④如需开盖，应垫上纱布或软纸，使溅出的校准物被吸收；⑤使用2管校准物，其中1管用于校准物的检测，另1管用于校准结果的验证（如校准系数有调整，应进行校准验证）。

（2）使用新鲜血作为校准物的准备 ①由校准实验室采集新鲜血分装于3个试管中；②取其中1管，用标准检测系统连续检测11次，计算第2~11次检测结果的均值，以此均值为新鲜血的定值；同时计算第2~11次检测结果的变异系数，变异系数应满足仪器准备部分提及的性能要求；③其他2管

新鲜血作为定值的校准物，用于仪器的校准及校准结果的验证。

3. 校准品检测　取 1 瓶校准品，连续检测 11 次，舍去第 1 次检测结果，以防止携带污染。

4. 校准物检测结果的均值计算　仪器若无自动校准功能，则手工记录第 2～11 次的各项检测结果，计算均值，均值的小数点后数字保留位数较日常报告结果多一位。有自动校准功能的仪器可直接得出均值。

5. 判别仪器是否需要校准　①计算各参数的均值与靶值的相对偏差，并与表 10 – 1 中的判别标准进行比较。②若各参数相对偏倚全部不超过表 10 – 1 中的第一列数值时，校准系数不需进行调整，记录检测数据即可；若各参数相对偏倚大于表 10 – 1 中的第二列数值时，需要请工程师检察原因并进行处理；若各参数相对偏倚在表 10 – 1 中第一列与第二列数值之间时，需对相应的校准系数进行调整，调整方法可按说明书的要求进行。若仪器无自动校准功能，则将定值除以所测均值，求出校准的修正系数。将仪器原来的系数乘以该修正系数，即为校准后新的校准系数。将新的校准系数输入仪器替换原来的系数。

表 10 – 1　血液分析仪校准的判定标准

检测参数	相对偏倚	
	第一列	第二列
WBC	1.5%	10%
RBC	1.0%	10%
Hb	1.0%	10%
Hct	2.0%	10%
MCV	1.0%	10%
Plt	3.0%	15%

注：①偏倚（%）=［（｜均值－定值｜）÷定值］×100%。②新校准系数 = 原校准系数×（定值÷均值）。

6. 验证校准结果　将用于校准验证的校准物充分混匀，在仪器上重复检测 11 次。舍弃第 1 次检测结果，计算第 2～11 次检测结果的均值，将该均值与校准物定值比较，计算偏倚，再将偏倚与表 10 – 1 中的数值对照。如各参数的差异全部等于或小于第一列数值，证明校准合格。如达不到要求，须请维修人员进行检修。

【注意事项】

1. 血液分析仪校准后，应进行室内质控检测以监测检测结果是否发生漂移。调整校准系数后，对检测结果有影响的检测项目，应通过检测重新确定室内质控物的均值及标准差，绘制质控图并有相关记录。

2. 对于无配套校准品的血液分析仪，必须使用定值新鲜血作为校准品；并且对新鲜血的定值及仪器的校准要求在 8 小时内（温度条件为 18～25℃）完成；其校准步骤与使用配套校准品的校准步骤相同。

3. 同一台仪器使用不同吸样模式（包括静脉血吸样、末梢血吸样、末梢血预稀释后吸样等）时，应分别进行校准，或进行全血吸样模式校准后，使用新鲜血比对以确认其他吸样模式检测结果的可比性。

4. 所有对血液分析仪检测结果的准确性有影响的实验设备，在投入使用前要求进行校准。如稀释器具（使用半自动血液分析仪时）、天平（用于稀释器具的校准）、温度计（用于冰箱温度的监测）、温湿度计（用于实验环境温湿度的监测）等，也应定期进行校准。

二、血液分析仪的性能评价

血液分析仪性能评价是对设备在实际应用中的表现进行综合评估的过程，以确保其检测结果的准确性、可靠性和有效性。对于报告参数和对结果影响较大的参数，均需要进行仪器的性能评价与确认。仪器的性能评价包括但不仅限于：稀释效应、精密度、正确度、携带污染、本底计数、参考值的建立与验证等。每个临床实验室在仪器用于患者标本检测前，应对上述性能进行部分确认或转移。

【实验目的】

熟悉血液分析仪的性能评价指标及其评价方法。

【实验原理】

使用中华人民共和国卫生行业标准或国际血液学标准化委员会（ICSH）推荐的方法对血液分析仪的性能进行评价。

【实验仪器和材料】

1. **器材**　血液分析仪等。
2. **试剂**　仪器配套的稀释液、溶血剂、清洗液等。
3. **标本**　EDTA – K_2抗凝新鲜全血。

（一）稀释效应

1. **稀释效应（线性）**　稀释效应是在仪器最佳线性范围内，血液分析仪的测定值与稀释倍数呈线性相关。

【实验步骤】

1. **制作浓度梯度标本**　取一份高浓度标本或通过浓缩制备的高浓度样品，至少稀释 5 个浓度水平（宜采用倍比稀释方法）（最高和最低浓度应分别接近检验程序测量区间的上下限）。
2. **检测**　每个浓度水平的样品各检测 3 次。
3. **计算**　以检测均值和理论值作回归分析，计算回归方程和相关系数。
4. **判断**　线性回归方程的斜率要求在 1 ± 0.05 范围内，相关系数 $r > 0.975$ 或 $r^2 \geqslant 0.95$，宜使用线性质控品进行线性验证，除进行回归分析外，各浓度水平的检测均值和理论值的偏差应在说明书标示的范围内。

【注意事项】

1. 评价线性范围的同时还需评估分析测量范围（AMI）和临床可报告范围（Clinically Reportable Range）。分析测量范围方法直接测量标本，而不需要任何的稀释、浓缩或者其它预处理等过程下，测量结果总误差符合要求的分析物浓度的范围。临床可报告范围是针对临床诊断、治疗有意义的分析物浓度范围，允许对标本进行稀释、浓缩或者其他预处理用于扩展直接分析测量下的分析物值的范围。
2. 若使用线性质控品进行验证时，按说明书要求进行操作。
3. 按产品说明书规定的线性范围，若实验室需检测低值 WBC 或 Plt 时，需对低值检测范围单独进行线性验证。

4. 评价稀释效应时，需要制备不同浓度的血细胞悬液。在稀释过程中操作应该十分仔细，所用的刻度吸管应经过严格的校准，稀释用血浆保证无其他细胞成分。

（二）精密度

精密度分批内精密度、批间精密度、日间精密度。理论上，批内与批间精密度研究范围应该覆盖整个病理范围，因此，应该选择低、中、高值不同浓度的标本。批内精密度是在全血模式下以连续检测质控物或新鲜血结果的变异系数（CV）为评价指标。日间精密度以室内质控在控结果的变异系数为评价指标。

【实验步骤】

批内精密度（测量重复性）：

1. 检测　取一份浓度水平在上述检测范围内的新鲜血或质控物，按常规方法重复检测 11 次。

2. 计算　计算后 10 次检测结果的算术平均值和标准差，按照下面公式计算变异系数。

3. 判断　检测健康成人正常浓度水平新鲜血或质控物的批内精密度至少应符合表 10 - 2 的要求。根据计算结果判断批间精密度是否符合要求。

$$CV = \frac{S}{\overline{X}} \times 100\%$$

式中：CV 为变异系数；S 为标准差；$\overline{X}$ 为算数平均值。

表 10 - 2　批内精密度验证要求

检测项目	检测范围	变异系数
WBC	$3.5 \times 10^9/L \sim 9.5 \times 10^9/L$	≤4%
RBC	$3.80 \times 10^{12}/L \sim 5.80 \times 10^{12}/L$	≤2%
Hb	$115 \sim 175 g/L$	≤1.5%
Hct	$35\% \sim 50\%$	≤3.0%
Plt	$125 \times 10^9/L \sim 350 \times 10^9/L$	≤6%
MCV	$80 \sim 100 fl$	≤2.0%
MCH	$26 \sim 34 pg$	≤2.0%
MCHC	$320 \sim 360 g/L$	≤2.5%

日间精密度：

1. 质控　至少使用两个浓度水平（包含正常和异常水平）的质控品，在检测当天至少进行一次室内质控。

2. 计算　剔除失控数据（失控结果已得到纠正）后按批号或者月份计算在控数据的变异系数。

表 10 - 3　日间精密度验证要求

检测项目	WBC	RBC	Hb	HCT	Plt	MCV	MCH	MCHC
低浓度水平的变异系数	≤6.0%	≤3.0%	≤2.5%	≤5.0%	≤10.0%	≤3.0%	≤3.0%	≤4.0%
中/高浓度水平的变异系数	≤4.5%	≤2.5%	≤2.0%	≤4.0%	≤8.0%	≤2.5%	≤2.5%	≤3.0%

【注意事项】

1. 检测健康成人正常浓度水平新鲜血或质控物的批内精密度至少应符合表 10 - 2 的要求，检测异常浓度水平样品的批内精密度应遵循产品说明书的要求。若仪器说明书的要求高于下表的要求，可遵循说明书的要求。对表中未涉及的项目可采用仪器厂商推荐的标准。

2. 评价精密度时，低、中、高值标本必须分开进行测定，避免携带污染等因素的影响。

（三）正确度

正确度是指一系列检测结果的均值与靶值之间的一致程度，以偏倚表示。

【实验步骤】

1. 检测　至少使用10份检测结果在参考区间范围（见表10-2中的检测范围）内的新鲜血标本，每份标本检测2次。

2. 计算　计算各检测项目20次以上检测结果的均值，以校准实验室的定值或临床实验室内部规范操作检测系统的测定均值为标准，计算偏倚。偏倚应满足表10-4要求。

表10-4　正确度验证的允许偏倚

检测项目	WBC	RBC	Hb	HCT	Plt	MCV
偏倚	±5.0%	±2.5%	±2.5%	±5.0%	±10.0%	±5.0%

（四）携带污染

携带污染主要是指高浓度标本对连续检测的低浓度标本所产生的影响。

【实验步骤】

1. 标本选择　针对不同检测项目选取高、低浓度标本，浓度水平应满足表10-5要求。

2. 检测　待仪器稳定后，分别针对不同检测项目，取一份高浓度的临床标本或配制样品（EDTA-K_2抗凝静脉血），混匀后连续检测3次（H_1、H_2、H_3）。

3. 计算　用公式计算携带污染率。携带污染率越低，仪器此项性能越好，携带污染率应符合表10-6要求。

$$CR = \frac{|L_1 - L_3|}{H_3 - H_1} \times 100\%$$

式中：CR为携带污染率；L_1为低浓度临床标本的第1次测定值；L_3为低浓度临床标本的第3次测定值；H_3为高浓度临床标本的第3次测定值。

表10-5　携带污染率验证标本浓度要求

检测项目	WBC	RBC	Hb	Plt
高浓度值	>90.0×10⁹/L	>6.20×10¹²/L	>220g/L	>900×10⁹/L
低浓度值	0~3.0×10⁹/L	0~1.50×10¹²/L	0~50g/L	0~30×10⁹/L

表10-6　血液分析仪携带污染率检测要求

检测项目	WBC	RBC	Hb	Plt
携带污染率	≤1.0%	≤1.0%	≤1.0%	≤1.0%

（五）本底计数

本底计数，即使用仪器本身的"background"功能测定空白本底。

【实验步骤】

1. 检测 用稀释液作为标本在分析仪上连续检测 3 次。

2. 判断 3 次检测结果的最大值应在允许范围内。血液分析仪本底计数各参数的结果应符合表 10 - 7 的要求。

表 10 - 7 血液分析仪本底计数的验证要求

检测项目	WBC	RBC	Hb	Plt
检测要求	≤0.2×10⁹/L	≤0.02×10¹²/L	≤1.0g/L	≤5×10⁹/L

（六）参考区间的建立与验证

要确立一台仪器对疾病的诊断、筛检和监测的临床效用，临床实验室有必要建立参考区间。在仪器评价期间，应计算此仪器全部 CBC 报告参数的特定参考区间。

【实验步骤】

1. 参考区间的建立

（1）人群选择 选择健康人标本至少 120 份（男、女性各 60 份），按照性别年龄进行分组。

（2）样本检测 在静脉采血后 4 小时内完成检测。

（3）计算 去掉数据中的疑似离群点，计算每组均值、标准差和置信区间。若数据呈正态分布，或数据经过转换后也呈高斯分布，可按 $\bar{X}\pm1.96S$ 表示 95% 数据分布范围，或 $\bar{X}\pm2.58S$ 表示 99% 分布范围等确定参考限或参考区间。若检测数据呈偏态分布，则使用非参数法进行处理。

2. 参考区间的验证

（1）判定 在参考区间之外的验证数据不超过 10% 为通过验证；若超过 10% 的数据在参考区间之外，则另选至少 20 例合格参考个体，重新按照上述判断标准进行验证。

（2）如验证通过，可引用该参考区间；如验证未通过，实验室应从参考个体和分析质量两方面进行重新评估，考虑是否需要自己建立参考区间。

三、血液分析仪的比对

使用不同的检测程序测定某分析物获得的检测结果间的一致性，当结果间的差异不超规定的可接受标准时，可认为结果具有可比性。比对包括：仪器间结果一致性、实验室间结果一致性、不同吸样模式下检测结果一致性、不同方法检测结果一致性。

【实验目的】

熟悉血液分析仪检测结果的比对试验方法。

【实验原理】

使用不同的检测系统测定某种分析物获得的检测结果间的一致性。结果间的差异不超过规定的可接受标准时，可认为结果具有可比性。血液分析仪的比对包括：实验室内结果可比性、不同吸样模式下结果可比性、实验室间结果可比性和白细胞分类计数仪器法与参考方法的比较。

（一）实验室内结果可比性

常规检测仪器使用过程中，至少使用20份临床标本（血细胞计数项目所选标本的浓度水平应符合表10-8的要求，其他检测项目所选标本应含正常、异常浓度水平各占50%）定期（至少半年）进行一次结果比对，每个检测项目的相对偏差符合表10-8要求的比例应>80%。

相对偏差（%）＝［（测定值－靶值）÷靶值］×100%。

表10-8 可比性验证的允许误差及比对样本的浓度要求

检测项目	浓度范围	标本数量所占比例	相对偏差
WBC（×10^9/L）	<2.0	10%	±10%
	2.0~5.0	10%	±7.5%
	5.1~11.0	45%	
	11.1~50.0	25%	
	≥50.1	10%	
RBC（×10^12/L）	<3.00	5%	±3.0%
	3.00~4.00	15%	
	4.01~5.00	55%	
	5.01~6.00	20%	
	≥6.01	5%	
Hb（g/L）	<100	10%	±3.5%
	100~120	15%	
	121~160	60%	
	161~180	10%	
	≥181	5%	
Plt（×10^9/L）	<40	10%	±15.0%
	40~125	20%	±12.5%
	126~300	40%	
	301~500	20%	
	500~600	5%	
	≥601	5%	
Hct			±3.5%
MCV			±3.5%
MCH			±3.5%
MCHC			±3.5%

【注意事项】

出现以下情况时，需进行实验室内仪器比对：①室内质控结果有漂移趋势时；②室间质评结果不合格，采取纠正措施后；③更换试剂批号（必要时，如更换试剂批号后发现室内质控失控）；④更换重要部件或重大维修后；⑤软件程序变更后；⑥临床医生对结果的可比性有疑问时；⑦患者投诉对结果可比性有疑问（必要时）；⑧需要提高周期性比对频率时（如每季度或每月一次）。

（二）不同吸样模式的结果可比性

同一台血液分析仪不同吸样模式的结果可比性应符合表10-9的要求。按要求选取临床标本，在同一仪器不同模式下分别检测。

【实验步骤】

1. 检测 每次校准后，取 10 份参考区间范围内临床标本分别使用不同模式进行检测，每份标本各检测 2 次。

2. 计算 计算不同模式下各项目检测结果均值与全血吸样模式检测结果均值间的相对偏差，偏差应符合表 10 – 9 的要求。

表 10 – 9　血液分析仪不同吸样模式检测结果的可比性要求

检测项目	WBC	RBC	Hb	Hct	MCV	Plt
允许偏倚	±5.0%	±2.0%	±2.0%	±3.0%	±3.0%	±7.0%

（三）实验室间仪器比对

实验室间仪器比对以总误差为评价指标，用偏差表示，偏差应符合表 10 – 10 的要求。

【实验步骤】

1. 检测 使用至少 5 份质评物或临床标本分别进行单次检测，

2. 计算 计算每份标本检测结果与靶值（公议值或参考值）的相对偏差，每个检测项目的相对偏差符合表 10 – 10 要求的标本比例应≥80%。

表 10 – 10　实验室间结果可比性验证的允许偏差

检测项目	WBC	RBC	Hb	HCT	Plt	MCV	MCH	MCHC
偏差	±15.0%	±6.0%	±6.0%	±9.0%	±20.0%	±7.0%	±7.0%	±8.0%

（四）白细胞分类计数参考方法与仪器法的比较

白细胞分类计数参考方法为手工目视显微镜计数法，参考方法代表白细胞分类计数的真值。参考方法与仪器法之间的不一致性代表了仪器法的不准确度。

【实验方法】

1. 准备 参考方法必须由实验室内具备资格的检验人员操作。仪器必须事先校准，每天进行质控测试，并保留校准和质控记录；

2. 检测 每位患者取 2 份血液标本分别用于参考方法和仪器法的测试。用参考方法进行分类计数时，每份患者标本分析 400 个细胞，由两位具备资格的检验人员，按照参考方法步骤，对每张血涂片分析 200 个细胞。其中，一位检验人员使用血涂片 A，另一位检验人员使用血涂片 B。

3. 记录结果 仪器法至少对 200 份标本进行双份测定。每天标本处理量不要超过研究总量的25%。标本应覆盖正常和异常全部计数范围。为了便于统计分析，在仪器没有将杆状核作为独立参数报告时，杆状核计入中性粒细胞总数中。

4. 计算 使用仪器法测试值（y）与已知参考值（x）绘制 $x - y$ 散点图，并计算仪器法与参考方法的不准确度。

【注意事项】

除血液分析以外，数字细胞定位/预分类系统也常用于临床工作中。数字成像细胞定位/预分类系统的评估需包括：可重复性/精密度、准确度、可比性、诊断灵敏度和特异度。因细胞定位/预分类系统不能自动吸取血液，故携带污染、稀释效应、背景计数、线性范围等不适用于此类系统的评价。

【思考题】

1. 血液分析仪校准、性能评价和比对的意义？

2. 实验室新购进了一台全自动血液分析仪，需要对仪器进行校准、性能评价和比对，任选一项进行小组讨论，并列出进行此项工作的计划和提纲？

（陈 思）

实验十一 血红蛋白测定

血红蛋白（Hemoglobin，Hb）水平的测定是诊断贫血和其他血液疾病的重要依据。目前，血红蛋白检测的参考方法为氰化高铁血红蛋白测定法，但此法操作过程中涉及剧毒物质，并不常用于临床检测。除参考方法外，还有十二烷基硫酸钠血红蛋白测定法等方法测定血红蛋白。

一、氰化高铁血红蛋白测定法

【实验目的】

掌握氰化高铁血红蛋白（hemiglobincyanide，HiCN）测定方法及其注意事项。

【实验原理】

HiCN 转化液能破坏红细胞，存在于血液中所有的血红蛋白衍生物（除硫化血红蛋白 SHb 外）中的亚铁离子（Fe^{2+}）被高铁氰化钾氧化成高铁离子（Fe^{3+}），形成高铁血红蛋白（Hi），Hi 与氰化钾提供的氰离子（CN^-）结合形成稳定的血红蛋白衍生物，即棕红色复合物氰化高铁血红蛋白（HiCN）。HiCN 在波长 540nm 处有最大吸收峰，HiCN 吸光度严格遵循朗伯 – 比尔定律，即 HiCN 在波长 540nm 的吸光度值与 HiCN 浓度成正比，血红蛋白浓度可由分光光度计所测定的吸光度值计算得出。或用 HiCN 参考液进行比色法测定制作标准曲线供查阅。

【实验仪器和材料】

1. 器材 分光光度计、试管、试管架、5ml 移液管、洗耳球、微量吸管或加样枪、乳胶吸头、干脱脂棉或吸水纸。

2. 试剂

（1）HiCN 转化液（文齐液） 氰化钾（KCN）0.050 g，高铁氰化钾 $[K_3Fe(CN)_6]$ 0.200 g，无水磷酸二氢钾（KH_2PO_4）0.140g，Triton X – 100 1.0 ml，蒸馏水 1000 ml，调整 pH 至 7.0~7.4。

（2）200 g/L 的标准 HiCN 参考液（商品试剂）。

3. 标本 EDTA – K_2 抗凝静脉血或末梢血。

【实验步骤】

1. 直接定量法

（1）**加转化液** 将5ml HiCN转化液加入试管内，做好标记。

（2）**加血液标本** 全血标本充分混匀后，用微量吸管或加样枪吸取20μl加至转化液的底部。

（3）**转化** 用上清液清洗吸管或加样枪头8~10次，血液与转化液充分混匀后，避光静置5分钟以上，以保证血红蛋白完全转化成氰化高铁血红蛋白。

（4）**测定吸光度** 使用符合WHO标准的分光光度计（常规测定时带宽应小于6nm）在波长540nm，光径（比色杯内径）1.000cm，用HiCN转化液或蒸馏水调零，测定标本的吸光度（A540）。

（5）**计算：**

$$Hb = A_{540} \times \frac{64458}{44000} \times 251 = A540 \times 367.7$$

Hb：血红蛋白浓度，单位为克每升（g/L）；

A_{540}：HiCN溶液在540nm时的吸光度；

64458：血红蛋白的相对分子质量（4个单体组成的血红蛋白的相对分子质量为64458）；

44000：1965年ICSH公布的血红蛋白毫摩尔吸光系数；

251：血液的稀释倍数。

2. 参考液比色法 直接定量测定法的先决条件是分光光度计必须符合标准，在没有符合WHO标准的分光光度计的情况下，可用HiCN参考液绘制标准曲线间接查出Hb（g/L），或求出换算常数（K）值，间接计算Hb（g/L）。

（1）按直接定量法的步骤（1）~（4），测定标本的吸光度（A）。

（2）**测定HiCN参考液的吸光度** 将HiCN参考液倍比稀释为50 g/L、100 g/L、150 g/L、200 g/L四种血红蛋白浓度，在所用的分光光度计上相当540 nm处分别测定各稀释度的吸光度。

（3）**绘制标准曲线及查出待测标本的血红蛋白浓度** 以HiCN参考液Hb浓度（g/L）为横坐标、吸光度测定值（A）为纵坐标，在坐标纸上绘制标准曲线。通过标准曲线查出待测标本的血红蛋白浓度Hb（g/L）。

（4）或先求出换算常数K值，再计算血红蛋白浓度。

$$K = \frac{\sum Hb}{\sum A}$$

式中，分子为HiCN参考液血红蛋白浓度之和；分母为参考液吸光度测定值之和。

$$Hb(g/L) = K \times A$$

式中，K值为换算常数；A值为待测标本吸光度测定值。

【实验结果】

XX g/L。

【注意事项】

1. 转化液 HiCN转化液应以蒸馏水配制，pH稳定在7.0~7.4。配好的试剂用滤纸过滤后为清亮的淡黄色溶液，用蒸馏水调零，比色杯光径1.000 cm，波长540 nm处的吸光度应<0.001。试剂应保存于较大且密封的棕色硼硅酸盐玻璃瓶内，室温避光保存。如有浑浊物生成，应重新配制。至少每月

重新配制一次。试剂不可贮存于塑料瓶中，也不可冷冻。

2. 转化时间 HbCO 转化为 HiCN 的速度缓慢，有时可长达数小时，如延长转化时间或加大试剂中 $[K_3Fe(CN)_6]$ 的用量，可望得到满意结果。

3. 分光光度计 若用分光光度计作精密度定量测定，分光光度计的波长和吸光度需要校正，带宽应小于 1 nm，比色杯光径 1.000 cm，允许误差为 0.5%，测定温度为 20~25℃。仪器的校正是质量保证的关键，分光光度计校正主要分需包含以下内容：波长、杂光、比色杯、灵敏度和线性等。

4. 废液处理 氰化钾是剧毒物质，操作时应按剧毒品管理程序操作。因为氰化钾遇酸可产生剧毒的氢氰酸气体，故测定后的废液不能与酸性溶液混合。比色测定后的废液集中于广口瓶中，先以水稀释废液（1:1），再按每升上述废液加次氯酸钠溶液（安替福民）40ml，充分混匀后敞开容器，置室温 3 小时以上，待 CN^- 氧化成 CO_2 和 N_2 挥发后再排入下水道，以防止氰化钾污染环境。

5. 方法要求 若采用 HiCN 参考液比色法测定，参考液应作纯度检查，要求：①波长 450~750 nm 的吸收光谱曲线形态应符合文献所述，即波峰在 540 nm，波谷在 504 nm。②$A_{540 mm}/A_{504 mm}$ 的吸光度比应为 1.59~1.63。③用 HiCN 试剂作空白，波长 710~800 nm 处，比色杯光径 1.000 cm 时，吸光度应小于 0.002。④应定期检查标准曲线和换算常数 K，并与所用的分光光度计相配。理论上，吸光度与血红蛋白浓度呈线性关系，故 HiCN 标准曲线应为从坐标原点出发的一条直线。

6. 干扰因素 白细胞过多或异常球蛋白增高的血液标本，转化液会出现浑浊。若因白细胞过多引起的浑浊，可离心后取上清液比色；若因球蛋白异常增高（如巨球蛋白血症患者）引起的浑浊，可向转化液中加入少许固体氯化钠（约 0.25g）或碳酸钾（约 0.1g），混匀待溶液澄清后再比色。

二、十二烷基硫酸钠血红蛋白测定法

【实验目的】

掌握十二烷基硫酸钠血红蛋白（SDS – Hb）测定方法及其注意事项。

【实验原理】

血液中各种血红蛋白均可与低浓度的十二烷基硫酸钠 SDS 作用，亚铁血红素被氧化成稳定的棕红色高铁血红素样复合物（SDS – Hb）。由于 SDS – Hb 的毫摩尔消光系数尚未确认，故不能根据标本吸光度直接计算结果；需用 HiCN 法及本法分别测定多份不同浓度抗凝血或溶血的血红蛋白浓度和吸光度，以此绘制标准曲线，间接计算血红蛋白浓度。

【实验仪器和材料】

1. 器材 同氰化高铁血红蛋白测定法。

2. 试剂

（1）60g/L 十二烷基硫酸钠的磷酸盐缓冲液（SDS 原液）：称取 60.0g 十二烷基硫酸钠溶解于 33.3mmol/L 磷酸盐缓冲液（pH 7.2）中，加 Triton X – 100 70ml 于溶液中混匀，再加磷酸盐缓冲液至 1000ml，混匀。

（2）SDS 应用液：用蒸馏水将 SDS 原液稀释 100 倍。

3. 标本 EDTA – K_2 抗凝静脉血或末梢血。

【实验步骤】

1. 标准曲线制备　取 4 份不同浓度抗凝血分别用 HiCN 法及本法测定每份血液的血红蛋白浓度和吸光度，然后以 HiCN 法测得的血红蛋白浓度为横坐标，SDS 法测得的吸光度为纵坐标，绘制标准曲线。

2. 测定　取 SDS 应用液 5ml 置于试管中，加入全血 20μl 充分混匀。静置 5 分钟后在波长 540nm 处以应用液调零，测定其吸光度，查标准曲线即可得出血红蛋白浓度。

【结果报告】

同 HiCN 测定法。

【注意事项】

1. 由于 SDS 的毫摩尔消光系数尚未确定，故仍须依赖 HiCN 法定值的溶血液制备工作曲线或校正仪器，间接得到血红蛋白浓度。

2. SDS 本身质量差异较大且 SDS 液可破坏白细胞，不适用于某些血液分析仪。

【思考题】

1. 2 种血红蛋白测定方法有何异同点？

2. 影响血红蛋白测定的因素有哪些？应如何控制？

3. HiCN 转化液在使用过程中应注意哪些问题？

（陈　思）

 实验十二　血细胞比容测定

血细胞比容是指在一定体积的血液中，红细胞所占的比例，常以百分比（%）表示。手工血细胞比容测定的常用方法主要微量法和温氏法两种。微量法需要高速离心，但样本需求量较小，检测结果更准确。温氏法操作简便，但因其离心转速低，且用血量大，已逐渐被微量法取代。

一、微量法

【实验目的】

掌握血细胞比容（hematocrit，Hct）的微量测定方法（micro‑HCT）。

【实验原理】

将待测标本吸入孔径一致的标准毛细玻璃管并进行离心，血细胞与血浆分离并被压紧，通过测量血细胞柱和血浆柱的长度即可计算出血细胞占全血的体积比即为血细胞比容。

【实验仪器和材料】

1. 器材

（1）专用毛细管　用钠钙硅酸盐玻璃制成，长度为 75 ± 0.5 mm；内径为 1.155 ± 0.085 mm；管壁厚度为 0.20 mm，允许范围为 0.18 ~ 0.23 mm，毛细管要直，管孔的内径的变化不能超过内径的 2%。

（2）毛细管密封胶　应使用黏土样的密封剂，不得使用加热方法为毛细管封口。

（3）专用微量比容测定离心机　离心半径应大于 8.0 cm，能在 30 秒内加速到最大转速，离心机转子边缘相对离心力（Relative Centrifugal Force，RCF）能维持 10000 ~ 15000g，离心时间至少为 5 分钟，转盘的温度不超过 45℃。

（4）专用读数尺（微分卡尺，可用一般刻度尺代替）。

（5）试管、微量吸管、乳胶吸头、干脱脂棉。

2. 标本　EDTA – K_2 或肝素抗凝新鲜全血。

【实验步骤】

1. 吸血　将标本颠倒 8 次，使其充分混匀。用虹吸法将血液充入专用毛细管中，至管长的 2/3 ~ 3/4 处，避免气泡产生，每根毛细管大约需要 50μl。用柔软且有吸水性的材料擦净管外壁，水平倾斜毛细管，使吸入血柱的下端与毛细管口的距离至少为 5mm。如为外周血，管内预先涂布肝素抗凝剂。

2. 封口　把毛细管未吸血的一端垂直插入密封胶，封口。密封胶柱应为 4 ~ 6 mm。仔细观察封口，确保封口平整，且与毛细管长轴垂直。

3. 离心　将封口的毛细管放入专用高速离心机，封口端朝向离心机转子的边缘。在毛细管对面，放置另一根毛细管记录位置编号。拧紧转头的盖子。在 RCF 10000 ~ 15000g 条件下离心 5 分钟。

4. 读数　应在 60 分钟内读取结果。取出离心后的毛细管置于专用读数板的凹槽垂直放置，移动滑尺刻度至还原红细胞层表层，读出相对应的数值；或用刻度尺分别测量红细胞层和全血层长度，计算其比值，即为血细胞比容。

【实验结果】

XX % 或 0.XX。

【注意事项】

1. 器材　所用器具均应保持清洁干燥。

2. 抗凝剂　抗凝剂的量要准确并与血液充分混匀。特别应防止血液稀释、凝固。

3. 标本　待检者空腹采集静脉血，不能有凝块、溶血或气泡，采血后应在 3 小时内完成实验，如放置于 4℃冷藏，可延长至 6 小时测定完毕。使用 EDTA – K_2 可在 6 小时内完成测定，避免红细胞体积随时间延长而膨胀产生的误差。标本采集应避免红细胞溶血。

4. 离心　离心速度直接影响 Hct。相对离心力 RCF 以 10000 ~ 15000g 为宜，当读出的 Hct > 0.5 时，应再离心 5 分钟。放置毛细管的沟槽平坦，胶垫富有弹性，防止离心时血液漏出；一旦发生漏血，应清洁离心盘后重新测定。

5. 读数

（1）离心后血液分为 5 层，自上而下分别为血浆层、血小板层、白细胞层和有核红细胞层、还原红细胞层（紫黑红色）、氧合红细胞层（鲜红色）。读数以还原红细胞层表面为准。

（2）红细胞异常时（如小红细胞、大红细胞、椭圆形红细胞或镰形红细胞）因变形性减低使血浆残留量增加，结果假性增高；而体外溶血和自身凝集会使结果假性降低。

（3）由于本法采用高速离心，红细胞间残存的血浆量较少，因而结果较温氏法低（平均低 0.01 ~ 0.02）。

（4）同一标本的两次测量结果之差不可大于 0.015。

二、温氏法

【实验目的】

掌握血细胞比容温氏测定方法（Wintrobe 法）的原理及操作。

【实验原理】

同微量法。

【实验仪器和材料】

1. 器材

（1）温氏管　平底厚壁玻璃管，长 110mm，内径 3mm（内径不均匀性误差 <0.05mm），管上刻有 0 ~ 100mm 刻度，分度值为 1mm，其读数一侧由下而上，供测血细胞比容用，另一侧由上而下，供红细胞沉降率测定用。

（2）细长毛细滴管、乳胶吸头。

（3）水平式离心机：RCF 应在 2264g 以上。

2. 标本　EDTA – K$_2$ 或肝素抗凝新鲜全血。

【实验步骤】

1. 标本加注　用细长的毛细滴管吸取混匀的抗凝血，插入温氏管底部，然后将血液缓慢注入至刻度"10"处，并用小橡皮塞塞紧管口。

2. 离心　将加好标本的温氏管置于离心机，以相对离心力 RCF 为 2264g 离心 30 分钟，读取压实红细胞层柱高的毫米数，然后再以同样速度离心 10 分钟，至红细胞层高度不再下降为止。

3. 读数　以还原红细胞层表面为准，读取红细胞层柱高的毫米数，乘以 0.01，即为血细胞比容值。

【实验结果】

同微量法。

【注意事项】

1. 抗凝剂用量　将 3.5 mg 的 EDTA – K$_2$ 或 0.2mg 的肝素钠装于小试管内烘干，可抗凝 2ml 血液。应严格控制加入量，抗凝剂用量过大可使红细胞皱缩。

2. 采血　以空腹采血为好，采血应顺利。因静脉压迫时间过长（超过 2 分钟）会引起血液淤积与浓缩，所以当针刺入血管后应立即除去止血带再抽血，以防 Hct 增加。

3. 加标本　抗凝血在注入温氏管前应反复轻微振荡，使血红蛋白与氧气充分接触，注入温氏管时要避免产生气泡。

4. 离心 由于红细胞的受压缩程度受相对离心力大小和离心时间的影响较大，需确保离心条件。如有效离心半径不足或转速不足均可使相对离心力降低，必须适当延长离心时间或提高离心速度加以纠正。本法离心力不足以完全排除红细胞之间的残留血浆（约残留 2% ~3%），且用血量大，已逐渐被微量法取代。

5. 报告结果 上层血浆如有黄疸或溶血现象应予注明，供临床医师参考。

【思考题】

1. 影响血细胞比容测定的因素有哪些？如何进行质量控制？
2. 对微量法和温氏法血细胞比容测定进行方法学评价。
3. 相对离心力和离心机转速之间如何换算？

（陈　思）

实验十三　红细胞沉降率测定

红细胞沉降率（Erythrocyte Sedimentation Rate，ESR）测定常用于监测和评估机体炎症、感染情况及某些疾病的活动性。其测定方法主要有魏氏法和仪器法两种。二者实验原理不尽相同，需建立针对不同检测方法、不同性别、不同年龄段人群的参考区间。

一、魏氏法

【实验目的】

掌握用魏氏法（Westergren 法）测定红细胞沉降率（Erythrocyte Sedimentation Rate，ESR）的原理及操作方法。

【实验原理】

将一定量的枸橼酸钠抗凝全血置于特制血沉管中，直立于血沉架上。由于红细胞比重大于血浆，在离体抗凝血中能克服血浆阻力而下沉。1 小时后读取上层血浆高度的毫米数值，即为红细胞沉降率。

【实验仪器和材料】

1. 器材 血沉架、0.5ml 吸管、洗耳球、试管、试管架、Westergren 血沉管。

2. 试剂 0.109mol/L（32g/L）枸橼酸钠溶液：枸橼酸钠 $Na_3C_6H_5O_7 \cdot 2H_2O$，3.2g 溶于 1000ml 蒸馏水中，混匀。

3. 标本 枸橼酸钠抗凝静脉血。

【实验步骤】

1. 加抗凝剂 取浓度为 0.109mol/L 的枸橼酸钠溶液 0.4ml 加入试管中。

2. 采血 采静脉血 1.6ml，加入含抗凝剂的试管中，混匀。若使用枸橼酸钠抗凝的真空采血管时，则直接采血至 2ml 刻度处并混匀即可。

3. 吸血 检测前应轻轻地颠倒盛有标本的试管，至少颠倒混匀 12 次。将血液标本准确地吸入血沉管内至 "0" 刻度处，拭去管外余血。

4. 立血沉管 将血沉管垂直放置于血沉架上，要求环境温度为 18～25℃，应避免阳光直射、振动和气流的影响，使其静置 60 分钟。

5. 读数 室温静置 1 小时后，准确读取血浆顶端凹面至沉降红细胞柱顶部间的距离（注意不包括红细胞柱上层的白细胞），即红细胞下沉后露出的血浆段高度，以毫米为单位记录数值。

【实验结果】

XX mm/h。

【注意事项】

1. 器材 魏氏血沉管应符合 ICSH 规定标准，血沉管、注射器、试管均应保持清洁干燥，以免溶血。

2. 抗凝剂 应使用分析纯（AR）枸橼酸钠（$Na_3C_6H_5O_7 \cdot 2H_2O$）抗凝剂，配制时浓度应准确，抗凝剂与血液比例为 1：4，配成后液体不混浊、无沉淀，4℃ 保存可用 1 周。

3. 标本 测定前血液标本放置的时间和温度也是造成血沉结果变异的影响因素之一。如实验室检测地点远离采血地点时，或在室温条件下，延长了标本放置时间（4 小时），或标本冷藏保存后，测定前标本的温度未恢复至室温后就进行测定，测定结果的可靠性将受到影响。标本从采集到测定的时间间隔应不超过 4 小时。

4. 环境及操作

（1）温度变化对红细胞沉降速度有明显影响，应避免阳光直射血沉管，同时应避免将血沉管置于空调出风口处。标本应置于 18～25℃ 的温度条件下直至检测。如果保存在 4℃ 条件下，检测时间间隔应不超过 12 小时，且测定前应使标本的温度恢复至室温。

（2）血沉管应严格垂直放置 90°±1°，防止血液外漏或形成气溶胶影响测定结果。如果血沉管倾斜，红细胞将沿一侧管壁下沉，血浆则沿另一侧管壁上升，红细胞下降时受到的阻力减少，沉降速度可大大加快（血沉管倾斜 3° 时，沉降率可增加 30%）。

（3）振动使血沉结果的重复性明显减低，应避免在检测过程中血沉管发生振动，尤其是间歇性振动。

（4）测试过程中血沉管倾斜角度的变化可影响血沉测定结果的准确性。要求实验台稳固、台面水平，血沉架的位置也应固定。

5. 读数

（1）测定温度 测定室温要求为 18～25℃，且稳定在 ±1℃。室温过高时，血沉加快，应查血沉温度校正表进行温度校正后报告结果。

（2）测定时间 严格控制在 60±1 分钟。红细胞沉降率在 1 小时沉降过程中并不是均衡等速度的沉降，因此绝不能只观察 30 分钟沉降率，将结果乘以 2 作为 1 小时血沉结果。

二、自动血沉仪法

【实验目的】

了解红细胞沉降率自动测定仪器的原理及方法。

【实验原理】

采用毛细管光学速率分析，以激光为光源，对毛细管中的红细胞形成缗钱状结构这一形成过程进行动态分析，定时收光密度数据，从而获得血沉的结果。

【实验仪器和材料】

1. **器材**　自动血沉仪、一次性专用血沉管（与血沉仪配套使用）。
2. **试剂**　0.109 mol/L 枸橼酸钠溶液或 EDTA – K_2 抗凝剂（1.5 mg/ml）。
3. **标本**　同魏氏法。

【实验步骤】

按仪器操作规程操作，以某品牌自动血沉仪为例。
1. **编号**　根据仪器操作规程，对即将上样标本进行手工或自动扫描编号。
2. **标本检测**　将样本放入检测架中并插入仪器内，启动测试，检测过程自动混匀并检测。
3. **仪器清洗**　仪器待机时，可使用配制或配套清洗液对仪器管路进行清洗以维持仪器性能稳定。
4. **关机**　关机前使用清洗液对仪器进行清洗后，取出试管架，关掉仪器电源开关。

【实验结果】

同魏氏法。

【注意事项】

1. 血液标本不能有凝块。
2. 血液标本采集后 4 小时内完成测定。
3. 血沉测定应在室温下进行。

【思考题】

1. 影响血沉测定的因素有哪些？在实验中如何进行控制？
2. 血沉测定的临床意义有哪些？

（陈　思）

书网融合……

微课/视频 1　　微课/视频 2　　微课/视频 3　　微课/视频 4　　微课/视频 5　　微课/视频 6　　微课/视频 7

第三章 血栓与止血一般检验

 实验十四 活化部分凝血活酶时间测定（APTT）

活化部分凝血活酶时间（activated partial thromboplastin time，APTT）是在体外模拟体内内源凝血途径的全部条件，测定血浆凝固所需的时间。本实验测定的指标 APTT 是临床常用、较为敏感的反应内源凝血因子缺乏的筛检试验，应用手工试管法以及血凝仪法进行测定。通过比较两种方法的操作过程及结果，对手工法及仪器法进行方法学评价。

【实验目的】

1. 掌握血浆活化部分凝血活酶时间测定的原理及操作步骤。
2. 熟悉血浆 APTT 测定的注意事项。

【实验原理】

37℃条件下，以白陶土为激活剂激活因子Ⅻ、Ⅺ，启动内源凝血系统，并用脑磷脂（部分凝血活酶）代替血小板第 3 因子提供凝血的催化表面，在 Ca^{2+} 的参与下，观察受检血浆凝固所需的时间，即为活化部分凝血活酶时间。该试验是检测内源凝血系统的筛查试验，从加入钙离子到血浆凝固所需的时间即为 APTT。

【实验仪器和材料】

1. 器材 一次性注射器、止血带、碘伏、消毒棉球或棉签、硅化玻璃试管或塑料试管、试管架、秒表、移液器、水浴锅、离心机、天平、血凝仪。

2. 试剂

（1）0.109mol/L 枸橼酸钠抗凝液。

（2）APTT 试剂（含白陶土、硅土、鞣花酸及脑磷脂）。

（3）0.025mol/L 氯化钙溶液。

（4）正常对照血浆。

【实验步骤】

1. 试管法

（1）采血并分离血浆 静脉采血，置于含 0.109mol/L 枸橼酸钠抗凝液（全血与抗凝液的体积比为 9∶1）的硅化玻璃试管或塑料试管中，充分混匀，3000r/min 离心 20 分钟。另取 1 支试管收集上层血浆。

（2）预温 将 APTT 试剂、氯化钙溶液、正常对照血浆以及待测血浆置于 37℃水浴中，预温 5 分钟。

（3）测定正常对照血浆 APTT。

①预温活化 准备 1 支试管，加入 0.1ml 预温的正常对照血浆，然后再加入 0.1ml 预温的 APTT 试

剂，混匀，于37℃水浴中活化3分钟。

②反应及测定 在上述试管中均加入0.1ml预温的0.025mol/L氯化钙溶液，立即混匀并启动秒表开始计时。

③观察计时 在37℃水浴中轻轻摇晃试管，不时自水浴中取出，在明亮处观察试管内液体流动状态，当液体流动缓慢或出现浑浊时停止计时并记录凝固时间。

④取均值 重复测定2次，取3次结果的均值作为血浆的APTT值。

（4）测定待测血浆APTT 参照步骤（3）测定其APTT。

2. 血凝仪法

（1）待检血浆的准备 同试管法。

（2）试剂及样本准备 根据仪器要求，将APTT试剂、0.025mol/L氯化钙溶液及正常对照血浆、待测血浆放在相应试剂位置及标本架上。

（3）选择测定程序、准备反应杯。

（4）检测 按照仪器程序提示分别检测正常对照血浆及待测血浆的APTT值。测定完毕记录数值。

【实验结果】

待测血浆APTT：XX秒；正常对照血浆APTT：XX秒。

【注意事项】

1. 标本采集与制备

（1）血浆采集器材要求 ①临床和实验室标准化协会（CLSI）建议使用硅化玻璃器皿、高质量塑料或聚乙烯试管收集标本，并具有一定的透明度和空间便于血液与抗凝液混合以及充分观察。②所用试管要洁净、无污染、无划痕，以避免凝血因子活化。③也可以采用真空采血管（蓝头）以及静脉采血针进行全血采集。

（2）采血 ①采血时，止血带不要束缚太紧，束缚时间不宜过长，以免凝血因子和纤溶系统活化。②采集过程要规范，避免溶血、组织液混入或气泡产生。③标本应无黄疸、脂血、血凝块等现象。

（3）抗凝剂的使用 国际血液学标准委员会（ICSH）推荐使用浓度为0.109 mol/L枸橼酸钠抗凝剂。当血细胞比容（HCT）在0.2~0.5之间时，全血与抗凝剂体积比为9∶1。当HCT明显异常（HCT<0.2或>0.5）时，应调整抗凝剂的用量。Mac Gann调整公式为：抗凝剂用量（ml）=（100－HCT）×血液量（ml）×0.00185。注意标本与抗凝剂充分混匀，使得血浆抗凝充分、无任何微小血凝块。

2. 其他

（1）试剂质量 不同的APTT试剂（部分凝血活酶）质量对结果影响很大。若正常参比血浆APTT明显延长，则提示APTT试剂质量不佳。

（2）样本制备后应在2小时内完成检测。

（3）血浆加APTT试剂后的预温时间不应少于3分钟，时间过短会使APTT延长。

【思考题】

1. APTT变化的临床意义是什么？
2. 试比较APTT的手工试管法和仪器法测定的方法学评价。

（白晓彦）

实验十五　凝血酶原时间测定（PT）

凝血酶原时间（prothrombin time，PT）是在体外模拟体内外源凝血途径的全部条件，测定血浆凝固所需的时间。本实验测定的指标 PT 是临床常用的反应外源凝血和共同凝血途径的筛检指标之一，应用手工试管法以及血凝仪法进行测定。通过比较两种方法的操作过程及结果，对手工法及仪器法进行方法学评价。

【实验目的】

1. 掌握血浆凝血酶原时间测定的原理及操作步骤。
2. 熟悉血浆 PT 测定的注意事项。

【实验原理】

37℃条件下，在待测血浆中加入足量的含钙组织凝血活酶（主要含 Ca^{2+}、组织因子和脂质），启动外源凝血途径，激活凝血酶原成为凝血酶，凝血酶使纤维蛋白原转变为纤维蛋白，测定血浆凝固所需时间即为凝血酶原时间。本实验是外源性凝血系统最常用的筛检试验。

【实验仪器和材料】

1. 器材　一次性注射器、止血带、碘伏、消毒棉球或棉签、硅化玻璃试管或塑料试管、试管架、秒表、移液器、水浴锅、离心机、天平、血凝仪。

2. 试剂

（1）0.109 mol/L 枸橼酸钠抗凝液。

（2）PT 试剂（含钙组织凝血活酶）。

（3）正常对照血浆。

【实验步骤】

1. 试管法

（1）采血并分离血浆　同 APTT 测定。

（2）预温　将 PT 试剂、正常对照血浆以及待测血浆置于37℃水浴中，预温3分钟。

（3）测定正常对照血浆 PT。

①反应及测定　准备1支试管，加入0.1ml 预温的正常对照血浆，然后再加入0.2ml 预温的 PT 试剂，立即混匀并启动秒表开始计时。

②观察计时　在37℃水浴中轻轻摇晃试管，不时自水浴中取出，在明亮处观察试管内液体流动状态，当液体流动缓慢或出现浑浊时停止计时并记录凝固时间。

③取均值　重复测定2次，取均值作为血浆的 PT 值。

（4）测定待测血浆 PT　参照步骤（3）测定其 PT。

2. 血凝仪法

（1）采血并分离血浆　同试管法。

（2）试剂及样本准备　根据仪器要求，将 PT 试剂、正常对照血浆及待测血浆放在相应试剂位置及标本架上。

（3）选择测定程序、准备反应杯。

（4）检测 按照仪器程序提示分别检测正常对照血浆及待测血浆的 PT 值。测定完毕记录数值。

【实验结果】

1. 以 PT 报告，XX 秒；同时报告正常对照血浆 PT 值。

2. 以 PTR 报告，PTR = 待测血浆 PT/正常对照血浆 PT。

3. 以 INR（国际标准化比值）报告，INR = PTR^{ISI}。

【注意事项】

1. 试剂 由于组织凝血活酶的来源和制备方法不同，PT 测定结果差异较大，可比性差。WHO 将人脑凝血活酶标准品（批号 67/40）作为标定不同来源组织凝血活酶 ISI 的参考品，其 ISI 确定为 1.0。市场上供应的组织凝血活酶试剂应注明 ISI 值，选用 ISI < 2.0 的组织凝血活酶为宜。

2. 样本 ①采血应顺利，避免激活凝血因子。采血时，止血带不要束缚太紧，束缚时间不宜过长，以免活化纤溶系统。②采集过程要规范，避免溶血、组织液混入或气泡产生。③标本应无黄疸、脂血、血凝块等现象。

3. 抗凝 抗凝剂与全血比例应准确。

4. 测定 ①温度应准确，反应需保证在 37℃进行。②水浴锅预温试剂及标本时，注意勿将试管外侧的水沾染到试管内部。③确定血浆凝固一定要准确，确保在光线明亮处观察液体流动减慢或出现浑浊。④测定方法需规范，所有标本均应测定 2~3 次，取均值。

【思考题】

1. PT 变化的临床意义是什么？

2. 试比较 PT 检测手工试管法和仪器法的方法学评价。

（白晓彦）

 ## 实验十六 凝血酶时间测定（TT）

凝血酶时间（thrombin time，TT）是反应血浆中纤维蛋白原转变为纤维蛋白过程有无异常的筛检指标之一。本实验应用手工试管法以及血凝仪法测定指标 TT。通过比较两种方法的操作过程及实验结果，对手工法及仪器法进行方法学评价。

【实验目的】

1. 掌握血浆凝血酶时间测定的原理及操作步骤。

2. 熟悉血浆 TT 测定的注意事项。

【实验原理】

37℃条件下，于待检血浆中加入凝血酶溶液，直接将血浆中纤维蛋白原转变为纤维蛋白，观察血浆凝固所需的时间，即为凝血酶时间。TT 反应了凝血过程的共同途径。

【实验仪器和材料】

1. 器材　一次性注射器、止血带、碘伏、消毒棉球或棉签、硅化玻璃试管或塑料试管、试管架、秒表、移液器、水浴锅、离心机、天平、血凝仪。

2. 试剂

（1）0.109 mol/L 枸橼酸钠抗凝液。

（2）TT 试剂（凝血酶溶液）。

（3）正常对照血浆。

【实验步骤】

1. 试管法

（1）采血并分离血浆　同 APTT 测定。

（2）预温　将 TT 试剂、正常对照血浆以及待测血浆置于 37℃ 水浴中，预温 5 分钟。

（3）测定正常对照血浆 TT。

①反应　准备 1 支试管，加入 0.1ml 预温的正常对照血浆，再加入 0.1ml 预温的 TT 试剂，立即混匀并启动秒表开始计时。

②观察计时　在 37℃ 水浴中轻轻摇晃试管，不时自水浴中取出，小角度倾斜试管，在明亮处观察试管内液体流动状态，当血浆流动变慢或出现浑浊时停止计时并记录凝固时间。

③取均值　重复测定 1 次，取两次结果的均值作为血浆的 TT 值。

（4）测定待测血浆 TT　参照步骤（3）测定其 TT。

2. 血凝仪法

（1）采血并分离血浆　同试管法。

（2）试剂及标本准备　根据仪器要求，将 TT 试剂、正常对照血浆及待测血浆放在相应试剂位置及标本架上。

（3）选择测定程序、准备反应杯。

（4）检测　按照仪器程序提示分别检测正常对照血浆及待测血浆的 TT 值。测定完毕记录数值。

【实验结果】

待测血浆 TT：XX 秒；正常对照血浆 TT：XX 秒。

【注意事项】

1. 试剂　由于每次使用的 TT 试剂其凝血酶活性可能存在差异，因此，使用每批次的 TT 试剂测定时需要有正常参比血浆的对照。

2. 样本　①肝素或 EDTA – Na_2 抗凝血浆不宜作本试验。②采集过程要规范，避免溶血、组织液混入或气泡产生。③标本应无黄疸、脂血、血凝块等现象。

3. 抗凝　抗凝剂与全血比例应准确。

4. 测定　①温度应准确，反应需保证在 37℃ 进行。②水浴锅预温试剂及标本时，注意勿将试管外侧的水沾染到试管内部。③确定血浆凝固一定要准确，确保在光线明亮处观察液体流动减慢或出现浑浊。④测定方法需规范，所有标本均应测定 2 ~ 3 次，取均值。

5. 鉴别试验　甲苯胺蓝可中和和肝素与类肝素抗凝物质，因此，凝血酶时间延长被甲苯胺蓝纠正，可认为存在肝素或类肝素物质。

【思考题】

1. TT 变化的临床意义是什么？
2. 试述 TT 实验室检测的应用评价。

（白晓彦）

 实验十七　纤维蛋白原测定

本实验应用 Clauss 法（凝血酶法）测定血浆中纤维蛋白原（fibrinogen，Fg）的浓度。Fg 的定量测定已作为临床出血与血栓性疾病诊治中最常用的检查项目。通过手工试管法以及血凝仪法测定指标 Fg 浓度，并比较两种方法的操作过程及实验结果，对手工法及仪器法进行方法学评价。

【实验目的】

1. 掌握 Clauss 法测定纤维蛋白原的原理及操作步骤。
2. 熟悉纤维蛋白原测定的注意事项。

【实验原理】

37℃条件下，在待检的稀释血浆中加入足量的凝血酶，使血浆中的 Fg 转变成纤维蛋白。血浆凝固时间与血浆 Fg 的含量呈负相关，将待检血浆检测结果与标准品 Fg 参比血浆制成的标准曲线对比，即可得出受检血浆 Fg 含量。

【实验仪器和材料】

1. 器材　一次性注射器、止血带、碘伏、消毒棉球或棉签、硅化玻璃试管或塑料试管、试管架、秒表、移液器、水浴锅、离心机、天平、双对数坐标纸、血凝仪。

2. 试剂

（1）0.109 mol/L 枸橼酸钠抗凝液。

（2）Fg 试剂（冻干牛凝血酶）。

（3）冻干纤维蛋白原标准品。

（4）蒸馏水。

（5）巴比妥缓冲液：醋酸钠 3.89g，巴比妥钠 5.89g，氯化钠 6.80g，溶解于 800 ml 蒸馏水中，再加 1 mol/L 盐酸 21.5ml 调节 pH 为 7.35，最后用蒸馏水定容至 1000ml。

【实验步骤】

1. 试管法

（1）采血并分离血浆　同 APTT 测定。

（2）溶解 Fg 试剂及冻干纤维蛋白原标准品：按照说明书要求加入蒸馏水溶解，混匀，室温静置

15 分钟。

（3）绘制标准曲线

①稀释纤维蛋白原标准品　用缓冲液将溶解后的 Fg 标准品分别按照 1∶5、1∶10、1∶15、1∶20以及 1∶30 稀释，计算出各稀释倍数 Fg 浓度（mg/dL）。

②预温　将 Fg 试剂、0.2ml 各稀释浓度的 Fg 标准品置于 37℃水浴中预温 3 分钟。

③检测　在纤维蛋白原标准品中加入 0.1ml 预温的 Fg 试剂，混匀并立即计时。频繁地于明亮处倾斜试管，观察试管内液体流动状态，当液体流动缓慢或出现混浊时，停止计时，记录凝固时间。每份样品重复测定 2 次，取平均值。

④绘制标准曲线　以各稀释倍数 Fg 标准品的浓度（mg/dl）为横坐标，凝固时间（秒）为纵坐标，在双对数坐标纸上绘制出标准曲线。

（4）检测待测血浆

①稀释待测血浆　将待测血浆用缓冲液进行 1∶10 稀释。

②预温　将已稀释的待测血浆 0.2ml 于试管中，置 37℃水浴预温 3 分钟。

③检测　在待测血浆中加入 0.1ml 预温的 Fg 试剂，混匀并立即计时。频繁地于明亮处倾斜试管，观察试管内液体流动状态，当液体流动缓慢或出现混浊时，停止计时，记录凝固时间。重复测定 2 次，取其平均值。

④读取 Fg 浓度　根据凝固时间（秒），比对标准曲线，可获得待测血浆的 Fg 浓度（mg/dL）。

2. 血凝仪法

（1）采血并分离血浆　同试管法。

（2）试剂及样本准备　根据仪器要求，将 Fg 试剂、各稀释倍数的 Fg 标准品以及待测血浆放在相应试剂位置及标本架上。

（3）选择测定程序、准备反应杯。

（4）检测　按照仪器程序提示检测 Fg 标准品及待测血浆的凝固时间。测定完毕记录数值。

（5）绘制标准曲线及计算　以各稀释倍数 Fg 标准品的浓度（mg/dL）为横坐标，凝固时间（秒）为纵坐标，在双对数坐标纸上绘制出标准曲线。再将待测血浆的凝固时间代入到标准曲线中，计算出纤维蛋白原的浓度。

【实验结果】

XXX mg/dl。

【注意事项】

1. 试剂

（1）Fg 试剂　Fg 试剂（牛凝血酶）由干粉状溶解后，可置于 4～8℃保存 2 天。若使用不同批号的 Fg 试剂，应重新绘制标准曲线。

（2）冻干纤维蛋白原标准品　需保证 Fg 标准品的浓度准确、质量高。

2. 测定　①溶解 Fg 试剂及标准品前要使其温度平衡于室温，蒸馏水加入体积应准确，溶解充分。②倍比稀释纤维蛋白原标准品时，一定要操作规范、稀释准确。③判断血浆凝固终点应准确无误，这是标准曲线正确的关键步骤。④对于 Fg 浓度过高或过低的血浆样本，应按适当比例稀释再重新测定。

【思考题】

1. 血浆 Fg 变化的临床意义是什么？

2. 试述纤维蛋白原测定的应用评价。

（白晓彦）

 # 实验十八　纤维蛋白（原）降解产物测定

血浆纤维蛋白（原）降解产物（fibrin/fibrinogen degradation products，FDPs）是反映纤溶活性的指标之一。本实验应用胶乳凝集法测定血浆中 FDPs 浓度，是检测 FDPs 的定性实验，并可根据稀释度进行半定量。

【实验目的】

1. 掌握胶乳凝集法检测血浆纤维蛋白（原）降解产物的实验原理和操作步骤。
2. 熟悉胶乳凝集法检测 FDPs 的注意事项。

【实验原理】

待测血浆中 FDPs 与胶乳颗粒上的抗 FDPs 特异性抗体结合使胶乳颗粒发生凝集反应，是检测 FDPs 的定性试验。并可根据稀释度进行 FDPs 半定量。

【实验仪器和材料】

1. 器材　一次性注射器、止血带、碘伏、消毒棉球或棉签、硅化玻璃试管或塑料试管、试管架、秒表、移液器、离心机、天平、胶乳反应板、搅拌棒。

2. 试剂

（1）0.109 mol/L 枸橼酸钠抗凝液。

（2）胶乳试剂。

（3）甘氨酸缓冲液（含甘氨酸、氢氧化钠、防腐剂等）。

（4）FDPs 阴性对照。

（5）FDPs 阳性对照。

【实验步骤】

1. 采血并分离血浆　同 APTT 测定。

2. 试剂温度平衡　自冰箱取出，室温平衡 30 分钟，FDPs 胶乳试剂用前轻轻摇匀。

3. 检测

（1）加试剂　用微量移液器吸取 15μl FDPs 胶乳试剂，置于测试板的圆圈内。

（2）加样本　再加入 15μl 待测血浆，用搅拌棒搅匀，轻轻摇动测试板 5 分钟。

（3）观察结果　在较强光线下肉眼观察结果，当出现明显均一的凝集颗粒者为阳性（FDPs 含量 ≥5mg/L），无凝集颗粒者为阴性（FDPs 含量 <5mg/L）。若为阳性，则根据凝集程度进一步用甘氨酸缓冲液倍比稀释（1:2、1:4、1:8、1:16）待测血浆，依次与胶乳试剂混合反应，以发生凝集反应的最高稀释倍数对应的原液浓度为最终结果。

【实验结果】

结果报告 X. Xmg/L。本法最大灵敏度为5mg/L，因此，待测血浆中FDPs含量（mg/L）=5×最高稀释倍数。

【注意事项】

1. 待测血浆若发生溶血、凝血、细菌污染等可造成非特异性凝集反应，应避免。
2. 血浆分离后应在2小时内完成检测。
3. 本试验所用试剂应置于2~8℃保存，避免冻融。
4. 胶乳反应板应保持清洁干燥。
5. 试验在室温高于20℃的环境下进行，若低于20℃，则应适当延长反应时间。

【思考题】

1. FDPs升高的临床意义是什么？
2. 简述FDPs不同检测方法的应用评价。

（白晓彦）

实验十九 D-二聚体测定

血浆 D-二聚体（D-dimer）是继发性纤溶亢进筛查的重要指标，是机体活动性血栓形成的特异性分子标志物，是筛查与辅助性诊断血栓性疾病最常用的项目。本实验应用胶乳凝集法测定血浆中 D-dimer 浓度，是检测 D-dimer 的定性实验，并可根据稀释度进行半定量。

【实验目的】

1. 掌握胶乳凝集法测定血浆 D-二聚体的实验原理和操作步骤。
2. 熟悉胶乳凝集法测定血浆 D-二聚体的注意事项。

【实验原理】

将待测血浆加入用抗 D-dimer 单抗标记的胶乳颗粒中，如果待检血浆中 D-dimer 含量 >0.5mg/L，便与胶乳颗粒上的抗体结合而使胶乳颗粒凝集。并可根据待测血浆的稀释度计算出血浆中 D-dimer 含量。

【实验仪器和材料】

1. 器材 一次性注射器、止血带、碘伏、消毒棉球或棉签、硅化玻璃试管或塑料试管、试管架、秒表、移液器、离心机、天平、胶乳反应板、搅拌棒。

2. 试剂

（1）0.109 mol/L 枸橼酸钠抗凝液。

（2）胶乳试剂。

（3）甘氨酸缓冲液。

（4）D-二聚体阴性对照。

（5）D-二聚体阳性对照。

【实验步骤】

1. 采血并分离血浆 同 APTT 测定。

2. 试剂温度平衡 自冰箱取出，室温平衡 30 分钟，D-dimer 胶乳试剂用前轻轻摇匀。

3. 检测

（1）加试剂 用微量移液器吸取 15μl D-dimer 胶乳试剂，置于测试板的圆圈内。

（2）加样本 再加入 15μl 待测血浆，用搅拌棒搅匀，轻轻摇动测试板 5 分钟。

（3）观察结果 在较强光线下肉眼观察结果，当出现明显均一的凝集颗粒者为阳性（D-dimer 含量 ≥0.5mg/L），无凝集颗粒者为阴性（D-dimer 含量 < 0.5mg/L）。若为阳性，则根据凝集程度进一步用甘氨酸缓冲液倍比稀释（1∶2、1∶4、1∶8、1∶16）待测血浆，依次与胶乳试剂混合反应，以发生凝集反应的最高稀释倍数对应的原液浓度为最终结果。

【实验结果】

结果报告 X. X mg/L。本法检测的最大灵敏度为 0.5 mg/L，因此，待测血浆中 D-dimer 含量 =0.5 × 最高稀释倍数。

【注意事项】

1. 待测血浆若发生溶血、凝血、细菌污染等可造成非特异性凝集反应，应避免。

2. 血浆分离后应在 2 小时内完成检测。

3. 本试验所用试剂应置于 2~8℃ 保存，避免冻融。

4. 胶乳反应板应保持清洁干燥。

5. 试验在室温高于 20℃ 的环境下进行，若低于 20℃，则应适当延长反应时间。

【思考题】

1. 血浆 D-二聚体检测的临床意义是什么？

2. D-二聚体测定的应用评价。

（白晓彦）

书网融合……

微课/视频 1

微课/视频 2

微课/视频 3

第四章　尿液检验

 实验二十　尿液理学检查

尿液理学检查包括尿量、颜色和透明度、尿比重、尿渗量测定等，是评估肾脏功能和泌尿系统健康状况的基础方法。操作简单，但依赖主观判断，易受外界因素影响。

一、尿量测定

【实验目的】

掌握尿量的测定方法，熟悉相关操作的注意事项。

【实验原理】

使用带有刻度标记的容器来测量 24 小时尿量。

【实验仪器和材料】

1. 器材　使用清洁的容器和量度工具，如量杯或量筒。
2. 标本　24 小时尿液标本。

【实验步骤】

1. 加样　将 24 小时尿液倒入带有刻度的容器中。
2. 读数　观察容器与刻度线相平的位置，读取相应的数值。

【实验结果】

XX L/24h

【注意事项】

1. 器材　刻度清晰可见，清洁无污染。
2. 标本　在收集尿液标本时，应确保膀胱完全排空，整个过程中不能遗漏任何尿液。若气温较高，需注意采取防腐措施。
3. 操作　测量尿量时，应精确到毫升单位，误差应控制在 20ml 以内。

二、尿颜色和透明度检查

【实验目的】

掌握尿液颜色和透明度检查的方法。

【实验原理】

通过肉眼观察和判断,报告尿液颜色和透明度。

【实验仪器和材料】

1. 器材　一次性尿杯,透明试管。
2. 标本　新鲜尿液标本。

【实验步骤】

1. 加尿液　混匀尿液标本,倒入透明试管。
2. 肉眼观察　在自然光线下用肉眼观察尿液的颜色和透明度。
3. 结果报告
(1) 颜色根据尿液的颜色进行报告,以黄色、无色、浓茶色、红色、紫红色、棕黑色、蓝绿色、乳白色或咖啡色等颜色表示。
(2) 透明度根据浑浊程度判断,分为清晰、微浑、浑浊、明显浑浊。
①清晰透明尿液中没有肉眼能够辨认的固体颗粒。
②微浑尿液中存在少量的固体颗粒,但依然能够透过尿液看清纸上的文字。
③浑浊尿液中含有较多的固体颗粒,透过尿液看纸上的文字变得模糊。
④明显浑浊尿液中的固体颗粒过多,无法透过尿液辨认纸上的文字。同时,如果有沉淀或凝块,也应予以注明。

【实验结果】

XX色、清晰或浑浊。

【注意事项】

1. 容器　使用干净、干燥、透明的一次性容器。
2. 标本
(1) 应采用新鲜的尿液标本。
(2) 女性的尿液,可因生理原因在放置一段时间后出现轻度浑浊,无临床意义。
3. 操作　观察尿液透明度时,可置于黑色背景。
4. 尿液颜色　特定食物或药物的影响会引起尿液颜色变化,如服用大黄、黄连、核黄素、呋喃唑酮、维生素 B_{12} 等药物,或大量食入胡萝卜,尿液颜色变为亮黄色或深黄色,鉴别其与胆红素尿时,应注意前者摇动后泡沫无色,后者泡沫黄色;另外,碱性尿液中若含有酚红或酚酞,或使用氨基比林,尿液可能变为鲜红色。与血尿的鉴别要点在于血尿颜色为红或暗红,尿液浑浊且无光泽,显微镜下可见红细胞。
5. 浑浊尿的鉴别　在生理情况下,新鲜尿液中的钙、磷、镁、尿酸等物质可能形成结晶,使尿液外观呈浑浊,尤其在气温低或 pH 变化时,沉淀物会迅速形成。鉴别浑浊尿可依照以下步骤进行:
(1) 加热,如浑浊消失,为尿酸盐结晶。
(2) 加乙酸,浑浊消失且伴随气泡产生,为碳酸盐结晶;浑浊消失且无气泡产生,则为磷酸盐结晶。

（3）加2%的盐酸数滴，若浑浊消失，为草酸盐结晶。

（4）加10%的氢氧化钠数滴，如浑浊消失，为尿酸盐结晶；如呈胶状则为脓尿。

（5）将尿液、乙醚、乙醇按1：1：2混匀并震荡，浑浊消失，为脂肪尿。

（6）如经上述方法处理后尿液仍呈浑浊，为菌尿。

三、尿比重测定

（一）折射仪法

【实验目的】

掌握折射仪的工作原理和操作方法；了解仪器校正过程。

【实验原理】

当光线以90°的角度射入密度不同的介质时，会发生折射。介质的折射率与其密度成正比，密度越大，折射率越高。此外，折射率还与光的波长和环境温度密切相关。通过对大量尿液标本的研究，建立了折射率与尿液比重及总固体含量之间的经验公式，以数字线图刻在折射仪的目镜上，直接测量尿液的比重。

【实验仪器和材料】

1. 器材　手提式折射仪、尿杯、滴管、镊子、吸水纸。
2. 标本　新鲜尿液标本。

【实验步骤】

1. 仪器调整　调整仪器到正确的测试状态。
2. 零点校准　每次测试前，根据说明书使用蒸馏水进行零点校正。将少量蒸馏水滴在折射棱镜上，轻轻关闭进光板，确保溶液均匀分布在棱镜表面。将仪器进光板对准光源或明亮区域，通过目镜观察，如果视场中的明暗分界线不清晰，旋转目镜以提高清晰度，然后调整校正螺丝，使分界线对准零位。
3. 标本测量

（1）在折光棱镜上加1滴尿液标本。

（2）轻轻关闭进光板，确保溶液均匀覆盖棱镜表面。

（3）手持仪器，左手四指固定橡胶套，右手调整目镜，避免体温影响测量精度。面向光源，让光线通过标本和棱镜，通过目镜观察，从专用刻度尺上读取明暗场交界处的数值。

【实验结果】

X. XXX

【注意事项】

1. 操作　具体操作请参照仪器说明书。

2. 影响因素

（1）有形成分的干扰　当尿液中细胞等有形成分含量增加时，应通过离心分离后，对上清液进行测试。测试结束后，用蒸馏水清洁仪器。

（2）尿酸盐可能导致的浑浊度影响测试结果，需要加热溶解后重新测定。

3. 结果校正　尿液中的葡萄糖或蛋白质可影响尿液比重的结果，应进行校正。每增加 10g/L 的葡萄糖，应从结果中减去 0.004；每增加 10g/L 的蛋白质，应减去 0.005。

4. 精密度高　本法测定尿液比重，操作简单，易于实现标准化，精密度和准确度较比重计法高，且标本用量少，是目前中国尿液比重检测的确证方法。

（二）比重计法

【实验目的】

掌握比重计法测定尿液比重的原理和操作方法。

【实验原理】

尿比重计是一种液体比重计，可测出 4℃时尿液的比重，其工作原理基于阿基米德原理。尿液比重大时，比重计排开的尿液重量大，浮力也大，导致比重计浸入部分较少，读数较高；尿液的比重小时，比重计排开的尿液重量小，浮力小，浸入部分较多，读数较低。

【实验仪器和材料】

1. 器材　比重计（包括浮标和比重筒）、100℃水银温度计、一次性尿杯、滴管、胶吸头、100 ml 洁净容器、吸水纸、镊子。

2. 标本　新鲜尿液标本（至少 50 ml）。

【实验步骤】

1. 加尿液　取混匀的新鲜尿液标本，倾斜比重筒，沿筒壁缓缓倒入尿液，尿液量以能悬浮起尿比重计为宜。将比重筒直立放置于水平工作台上。

2. 浮标放置　将比重计的浮标放入比重筒中，并轻轻旋转，确保其在尿液中垂直悬浮，避免接触筒壁或底部。

3. 读数　待比重计悬浮稳定后，读取与尿液凹面相切的刻度值。

4. 校正　测量尿液温度，经校正后报告尿液的比重值。

【实验结果】

X. XXX

【注意事项】

1. 器材

（1）比重计的校准　尿比重计需通过校正后才能使用。新购置的比重计可按以下方法进行校正：15℃时测定蒸馏水的比重应为 1.000，8.5g/L NaCl 溶液比重应为 1.006，50g/L NaCl 溶液比重为 1.035。测定的误差应 <0.002，不符合要求的应更换。

（2）清洁比重计　比重计每次使用后都需用蒸馏水冲洗。另外，浮标上若有蛋白质及盐类物质沉积，会影响所测结果的准确性，因此，若有上述物质附着，需用清洁液洗净后方能使用。

2. 标本

（1）尿液应新鲜，以防尿素分解导致比重下降。

（2）尿液过少不足以浮起比重计时，应重新采集尿液测定。

（3）因低温所致的尿酸或其他盐类沉淀可先 37℃ 水浴使其溶解，待尿液温度降至比重计所标定的温度时再行测定。

3. 操作

（1）尿液表面如有泡沫应消除。

（2）比重计浮标要垂直悬浮于尿液中。

（3）读取比重值要准确，一般应读取与尿液凹面相切的刻度，但有的比重计为刻度与液体凸面相切，读数时应注意。

4. 结果校正

（1）尿液蛋白质每增高 10g/L，需将结果减去 0.005。

（2）尿液葡萄糖每增高 10g/L，需将结果减去 0.004。

（3）温度高时，液体的比重低，反之则比重高，故一般比重计上都注明测定温度；如果测定时尿液温度与比重计上所标定的温度不一致，则每高于指定温度 3℃，测定结果应加上 0.001；每低 3℃，测定结果应减去 0.001。

（4）尿液含造影剂，可使比重大于 1.050。

5. 临床应用　使用比重计测定尿液比重，操作较为烦琐，影响因素多，现已很少使用。但如能正确使用比重计，所测得结果仍有一定的临床参考价值。

四、尿渗量测定

【实验目的】

掌握冰点渗透压计测定尿渗量的操作和注意事项。

【实验原理】

任何物质溶于溶剂后与原来的纯溶剂相比，均有冰点下降、沸点上升、蒸汽压降低以及渗透压增高等改变，其改变的大小取决于溶质微粒的数量。根据拉乌尔冰点下降原理，任何溶液，如果其单位体积中所溶解的颗粒（分子和离子）的总数目相同，引起溶液冰点下降的数值也相同。1 渗量的溶质可使 1 kg 水的冰点下降 1.858℃，冰点下降的程度与溶质渗量成比例。

$$10sm/（kg·H_2O）=观察取得冰点下降度数/1.858$$

【实验仪器和材料】

1. 器材　冰点渗透压计、氯化钠（GR 级）、不冻液、离心机。

2. 标本　新鲜尿液标本。

【实验步骤】

1. 去除不溶性颗粒　用 3000 r/min 离心 5 分钟，除去全部不溶性颗粒。

2. 保持低温 使用时，应先接通标本冷却室的循环水，继而注入不冻液，调试并保持不冻液度为 −7 ~ −8℃后再开始测定标本。在测试过程中，要保持搅动探针的适当振幅（1.0 ~ 1.5cm）。

3. 校正 用氯化钠（GR 级）12.687 g/（kg·H₂O）校正 400mOsm/（kg·H₂O）读数。

4. 测定 利用冰点渗透压计测定尿渗量，记录读数。

【实验结果】

XXX mOsm/（kg·H₂O）

【注意事项】

1. 操作 具体操作请严格参照仪器说明书。
2. 标本采集 标本应采集于洁净、干燥、无防腐剂的有盖容器内，立即送检。
3. 标本离心 去除标本中的不溶性颗粒，但不能丢失盐类结晶。
4. 标本保存 若不能立即测定，应将标本保存于冰箱内，测定前置于温水浴中，使盐类结晶溶解。

【思考题】

1. 浑浊尿如何鉴别？
2. 影响尿液比重测定的因素有哪些？

（吴素格）

 实验二十一 尿酸碱度测定

尿酸碱度测定常用的方法包括试带法、指示剂法、pH 试纸法等多种方法。试带法多用于尿干化学分析仪，是目前临床尿 pH 测定最广泛应用的筛查方法；pH 试纸法操作简便，但试纸易受潮失效，易存在人为误差。

【实验目的】

了解利用 pH 试纸测定尿液酸碱度的方法。

【实验原理】

pH 试纸由适量的甲基红、溴甲酚绿、百里酚蓝混合而成，能显示 pH4.5 ~ 9.0 的变化范围。尿液与试带接触后，颜色变化可反应其酸碱性，与标准比色板对比，可得到尿液酸碱度。

【实验仪器和材料】

1. 器材 一次性尿杯，一次性滴管。
2. 试剂 pH 广泛试纸 1 套（包括标准比色板和试剂带）。
3. 标本 新鲜尿液标本。

【实验步骤】

1. 检测　取 pH 试纸 1 条或半段，在其上滴 1 滴尿液。
2. 判读结果　30 秒内观察显色反应，在自然光下与标准比色板比色，读取尿液酸碱度。

【实验结果】

pH X. X

【注意事项】

1. 标本　标本应新鲜，以防因存放过久而导致 pH 值变化。
2. 试纸　试纸需妥善保管，避免潮湿和接触酸碱物质，确保有效性。
3. 操作　在规定时间内比色。
本法简便，但试纸易受潮失效，同时需减少人为误差，避免试纸直接浸入尿液。

【思考题】

不同的保存条件和储存时间对尿液标本的 pH 值有何影响？

（吴素格）

实验二十二　尿蛋白质定性检查

尿蛋白定性检查是尿液化学成分检验中重要的项目之一，常用的方法包括试带法、磺基水杨酸法、加热乙酸法等。试带法多用于尿干化学分析仪，是临床应用最广泛的筛查方法；磺基水杨酸法操作简单、反应灵敏、但有一定的假阳性；加热乙酸法是经典的方法，但操作繁琐。

一、磺基水杨酸法

【实验目的】

掌握磺基水杨酸法进行尿蛋白定性实验的操作方法及注意事项。

【实验原理】

磺基水杨酸作为一种生物碱，在酸性环境下，其磺酸根离子能与蛋白质中的氨基酸阳离子结合，生成不溶于水的蛋白盐沉淀，通过观察沉淀的浑浊程度，可以对尿蛋白进行定性或半定量分析。

【实验仪器和材料】

1. 器材　试管、移液管、滴管及 pH 广泛试纸。
2. 试剂　200g/L 磺基水杨酸溶液：称取 20.0g 磺基水杨酸，用蒸馏水溶解后定容至 100ml。
3. 标本　新鲜尿液标本。

【实验步骤】

1. **加尿液** 取 2 支试管，分别标记为测定管和对照管，各加入 1ml 尿液标本。
2. **加试剂** 向测定管内滴加 2 滴磺基水杨酸溶液，轻轻混匀；对照管不加试剂作为空白对照。
3. **结果判断** 1 分钟内，黑色背景下，判定结果与报告方式（表 22 – 1）。

表 22 – 1 磺基水杨酸法尿蛋白定性结果判断与报告

反应现象	报告方式
清晰透明	－
黑色背景下可见轻度浑浊	±
明显白色浑浊，但无颗粒出现	+
稀薄乳样浑浊，且有颗粒出现	+ +
明显絮状浑浊	+ + +
絮状浑浊，且有大量大凝块	+ + + +

【实验结果】

阴性或阳性。

【注意事项】

1. **标本**
(1) 避免污染尿液 若混入生殖分泌物，可能出现假阳性，建议采集中段尿或离心后使用。
(2) pH 调整 尿液 pH 过高或过低可致假阴性，检测前需调整 pH 至 5～6。
2. **操作** 若反应时间超过 1 分钟，阳性程度增加，需准时观察。
3. **干扰因素**
(1) 药物影响 当病人应用大剂量青霉素钾盐、庆大霉素、磺胺、PAS、含碘造影剂时，可使磺基水杨酸法出现假阳性，但加热煮沸后消失，有别于蛋白尿。
(2) 尿酸或尿酸盐干扰 尿液含尿酸或尿酸盐过多时，可出现假阳性，但反应较为缓慢，15 秒后出现浑浊，由弱渐强；或加试剂 1 分钟后渐呈蛛丝状浑浊，缓慢扩散，覆盖于尿液的表面，加热或加碱可消失。
本法操作简便快速，灵敏度高，但有一定的假阳性。

二、加热乙酸法

【实验目的】

掌握加热乙酸法测定尿蛋白定性试验的操作方法及注意事项。

【实验原理】

加热煮沸使蛋白质变性凝固，加入稀乙酸使尿液酸碱度接近蛋白质的等电点（pH 4.7）而加速蛋白质沉淀，并可消除因加热使磷酸盐或碳酸盐析出造成的浑浊。

【实验仪器和材料】

1. **器材** 酒精灯、滴管、试管、试管夹。

2. **试剂** 5%（V/V）冰乙酸溶液：5ml 冰乙酸加蒸馏水定容至 100ml，密封保存。

3. **标本** 新鲜尿液标本。

【实验步骤】

1. **加尿液** 取尿液标本，倒入试管中，至其高度占据试管 2/3。

2. **加热** 使用试管夹，斜持试管底部，置于酒精灯火焰上方，加热尿液的上 1/3 直至沸腾。

3. **观察** 轻轻将试管竖起，在黑色背景下，观察煮沸部分有无浑浊。

4. **加酸** 向试管中滴加 2~4 滴 5%（V/V）乙酸溶液。

5. **再加热** 继续加热至煮沸，立即观察结果。

6. **判断结果** 加热乙酸法尿蛋白定性结果判断与报告方式（表 22–2）。

表 22–2 加热乙酸法尿蛋白定性结果判断与报告

反应现象	报告方式
清晰透明	–
黑色背景下轻度浑浊	±
白色浑浊，但无颗粒或絮状沉淀	+
白色浑浊，有颗粒	+ +
大量絮状沉淀	+ + +
立即出现凝块和大量絮状沉淀	+ + + +

【实验结果】

阴性或阳性。

【注意事项】

1. **标本**

（1）标本要新鲜，放置时间过长可引起假阳性。

（2）如尿液明显浑浊，应先离心或过滤。

（3）提醒患者正确采集中段尿，避免混入生殖系统分泌物。

（4）尿液离子强度偏低时，加热乙酸法可能产生假阴性，对于低盐或无盐饮食者，需添加饱和氯化钠溶液提高离子强度。

（5）尿液酸碱度异常（偏碱或偏酸）会干扰实验结果，需预先调整 pH 至 5~6。

2. **操作**

（1）为避免盐类析出干扰结果，操作顺序应为加热、加酸、再加热。

（2）乙酸添加量需控制得当，过多或过少均会影响结果准确性。

（3）加热尿液上段以便与下段尿液形成对照。

（4）加热结束后，立即将试管竖直，观察实验结果。

此方法具有高度的特异性，外界干扰因素较少，是尿蛋白定性的常用可靠方法，但操作过程相对复杂，对操作技巧有一定要求。

【思考题】

1. 对比两种尿蛋白定性检测方法的优缺点？
2. 加热乙酸法尿蛋白定性试验中，为什么一定要遵循加热、加酸、再加热？

（吴素格）

实验二十三　尿本周蛋白定性检查

尿本周蛋白检查常用的方法包括凝溶法、对－甲苯磺酸法、乙酸纤维素膜电泳、免疫电泳等。凝溶法特异性较高，但灵敏度相对较差；对－甲苯磺酸法操作简便，灵敏度高，但特异性差；需要电泳法或免疫固定电泳进一步验证。

一、凝溶法

【实验目的】

熟悉凝溶法检测尿液本周蛋白的方法及注意事项。

【实验原理】

凝溶法又称热沉淀法，是利用本周蛋白在特定的酸碱度（pH 4.9 ± 0.1）时，加热至 40~60℃时凝固，继续加热至 90~100℃时沉淀溶解，降温至 40~60℃时又发生凝固的特性，检查尿液中的本周蛋白。

【实验仪器和材料】

1. 器材　离心机、恒温水浴箱、定时器、试管、试管夹、10ml 刻度吸管、2ml 刻度吸管、洗耳球、漏斗、玻棒、滤纸、pH 广泛试纸等。

2. 试剂

（1）200g/L 磺基水杨酸　取 20.0g 磺基水杨酸溶解于蒸馏水定容至 100ml。

（2）2mol/L 乙酸缓冲液（pH 4.8~5.0）乙酸钠 17.5g，冰乙酸 4.1ml，加蒸馏水定容至 100ml，调节 pH 至 4.9。

3. 标本　新鲜尿液标本。

【实验步骤】

1. 标本处理

（1）蛋白定性离心处理尿液　取其上清液，通过磺基水杨酸法检测尿液中的蛋白定性，阴性则判断本周蛋白定性试验为阴性，阳性则继续后续操作。

（2）调节 pH　利用 pH 试纸检测尿液酸碱度，若低于 4.0，则使用适当方法将其调整至 4.5~5.5。

2. 加尿液 取试管 1 支，加入 4.0ml 尿液标本。

3. 加试剂 向尿液中加入 1ml 2.0mol/L 乙酸缓冲液，混匀。按照 10：1 根据尿液量按比例加入氯化钠，若有沉淀生成（考虑为黏蛋白），则通过过滤去除。

4. 加热观察 将试管置于 56℃ 水浴中加热 15 分钟，观察是否有沉淀形成。若有沉淀，则将试管转移至沸水浴中加热 3 分钟。若反应液由浑浊变清或沉淀减少，则判定为本周蛋白阳性；若浑浊加重，则可能尿液中存在其他蛋白质，需进一步验证。

5. 冷却观察 将煮沸的尿液趁热过滤，然后观察滤液在自然降温过程中的变化。如滤液开始透明，降至 56℃ 左右时滤液又变为浑浊，则为本周蛋白阳性。也可以用浓硝酸法确证，用滴管将煮沸过滤后的尿液沿着装有浓硝酸的试管缓缓加入，但勿将两者混合，若界面处有白色环出现，则为本周蛋白阳性。

【实验结果】

阴性或阳性。

【注意事项】

1. 标本

（1）尿液标本应新鲜，以减少清蛋白、球蛋白分解变性而产生的干扰。如果尿液浑浊，需离心后取上清液进行检测。

（2）严格控制尿液酸碱度，凝溶法最适 pH 为 4.5～5.5。若 pH 低于 4.0 时，分子聚合将受到抑制而呈假阴性。

（3）尿液本周蛋白含量过高时，在 90℃ 不易完全溶解，需做阴性对照或将标本稀释。

2. 操作 过滤过程应迅速进行，并保持高温状态，避免振荡，以免本周蛋白与其他沉淀蛋白一同被过滤掉，导致假阴性结果。此外，用于过滤的漏斗、滤纸和试管等均需保持高温，以防本周蛋白因温度降低而凝固。

3. 干扰因素 尿液中若存在细菌，可能干扰本周蛋白的凝溶特性，因此在实验过程中需确保尿液标本的清洁度，排除细菌污染。

凝溶法特异性较高，但灵敏度相对较差。只有当尿液中本周蛋白含量大于 0.3g/L 时，才能被该方法有效检出。此外，并非所有的本周蛋白都具有相同的凝溶特性，因此在实际应用中需结合其他方法进行综合判断。

二、对 - 甲苯磺酸法

【实验目的】

熟悉对 - 甲苯磺酸法定性检测尿液本周蛋白方法及注意事项。

【实验原理】

在酸性环境下，对 - 甲苯磺酸能够特异性地与本周蛋白结合形成不溶性沉淀物，而清蛋白和球蛋白则不易发生反应。

【实验仪器和材料】

1. 器材　离心机、试管架、试管、试管夹、2ml 刻度吸管、洗耳球。

2. 试剂

（1）120g/L 对 – 甲苯磺酸溶液　对 – 甲苯磺酸 120g 溶于 1000ml 蒸馏水中。

（2）冰乙酸。

3. 标本　新鲜尿液标本。

【实验步骤】

1. 加尿液　取 2 支试管，分别标记为测定管和对照管，分别加入 1ml 离心后的透明的尿液。

2. 加试剂　测定管中加 0.5ml 120 g/L 对 – 甲苯磺酸溶液，对照管中加入 0.5ml 冰醋酸，充分混匀，静置 5 分钟。

3. 结果观察

（1）阳性　试验管出现明显浑浊或沉淀物增加，对照管清晰透明或轻度浑浊。

（2）阴性　试验管保持清晰透明，或与对照管情况相似。

【实验结果】

阴性或阳性。

【注意事项】

1. 标本

（1）尿液标本应确保新鲜，避免长时间存放，以减少清蛋白和球蛋白的分解变性所带来的干扰。

（2）对于浑浊的尿液标本，应先进行离心处理，取上清液进行后续的检测。

（3）若受检者近期服用过利福平等抗结核药物，可能会影响实验结果，产生假阳性反应。

2. 验证试验　本法操作简便，灵敏度高，但特异性差。尿液球蛋白含量较高时，可出现假阳性，需进一步做免疫电泳分析进行确证。

【思考题】

1. 两种尿液本周蛋白定性检查的方法学评价？

2. 影响尿液本周蛋白定性检查的因素有哪些？

（吴素格）

实验二十四　尿葡萄糖班氏法定性检查

尿葡萄糖定性检查常用的方法包括试带法、班氏法等。试带法多用于尿干化学分析仪，是目前临床应用最广泛的筛查方法；班氏法可测定尿液所有还原性物质，灵敏性较低，方法稳定，实验要求和成本低。

【实验目的】

掌握班氏法检查尿液葡萄糖的方法及注意事项。

【实验原理】

在高温及碱性条件下，尿液中若含醛基葡萄糖或其他还原糖，能将班氏试剂中的蓝色硫酸铜转化为氧化亚铜，形成由黄色至砖红色的沉淀。

【实验仪器和材料】

1. 器材　酒精灯、试管夹、试管架、试管、移液管、滴管。

2. 试剂　班氏试剂

（1）A 液　42.5g 枸橼酸钠（$Na_3C_6H_5O_7 \cdot 2H_2O$）、25.0g 无水碳酸钠，溶解于蒸馏水中，可加热助溶冷却定容至 850ml。

（2）B 液　10g 硫酸铜（$CuSO_4 \cdot 5H_2O$）溶解于蒸馏水中，可加热助溶冷定容至 150ml。

将 B 液慢慢加入 A 液中，边加边搅拌，如有沉淀需过滤。班氏试剂配制后可长期存放，若有沉淀产生，可取其上清液使用。

3. 标本　新鲜尿液标本。

【实验步骤】

1. 预试验　取一试管，加入配制好的 1.0ml 班氏试剂，摇动并缓缓加热至沸腾，观察试剂的颜色是否变化。若无变化，表明试剂有效，可继续后续实验。

2. 加标本　向上述试管中加入 0.1ml 离心后的尿液，混匀。

3. 加热煮沸　将试管加热煮沸 1~2 分钟，或放入沸水浴中 5 分钟。待自然冷却后，观察颜色变化。

4. 结果报告　班氏法尿糖定性试验结果判断与报告方式（表 24-1）。

表 24-1　班氏法尿糖定性试验结果判断与报告方式

结果判断	报告方式
蓝色不变	-
蓝色中略带绿色，但无沉淀	±
绿色，伴少许黄绿色沉淀	+
较多黄绿色沉淀，以黄为主	+ +
土黄色浑浊，有大量沉淀	+ + +
大量棕红色或砖红色沉淀	+ + + +

【实验结果】

阴性或阳性。

【注意事项】

1. 容器　建议使用一次性尿杯作为标本容器，以避免其他物质干扰实验结果。

2. 标本

（1）尿液标本不宜长时间存放，以防细菌滋生导致尿糖降解，造成假阴性结果。

（2）尿液中某些还原性物质如维生素 C、水合氯醛等，当其含量过高时，可能导致班氏法呈现阳性反应。此时，可将尿液煮沸以分解这些物质，或在停药三天后重新检查。对于静脉输注大剂量维生素 C 的患者，应在停药五天后再进行班氏法尿糖定性检查，以避免假阳性。

3. 操作

（1）班氏试剂与尿液标本的比例为 10∶1。

（2）煮沸过程中需不断摇动试管以确保均匀受热，避免暴沸喷出现象。也可选择将试管置于沸水浴中进行加热。

（3）在规定时间内判读结果。

（4）尿液中存在大量尿酸盐时，需在冷却后观察结果。尿液中若含有较多铵盐，可加碱煮沸去除，以免影响氧化亚铜沉淀的生成。同时，尿液中蛋白质含量较高时也可能影响铜盐沉淀的形成，可采用加热乙酸法进行处理。

【思考题】

1. 尿葡萄糖班氏法定性检查对尿液标本有哪些要求？

2. 班氏法测尿糖的干扰因素有哪些？应如何进行处理？

（吴素格）

 实验二十五　尿酮体改良 Rothera 法定性检查

尿酮体定性检查常用的方法包括试带法、改良 Rothera 法等。试带法多用于尿干化学分析仪，是目前临床应用最广泛的筛查方法；改良 Rothera 法不与 β - 羟丁酸反应，容易出现假阳性、假阴性，需做阴阳对照。

【实验目的】

掌握改良 Rothera 法测定尿液酮体的方法及注意事项。

【实验原理】

尿液中的酮体（除 β - 羟丁酸）与亚硝基铁氰化钠和硫酸铵反应，生成异烟酸或异硝基胺，异硝基胺与 $Fe(CN)_6^{3-}$ 反应生成紫红色的化合物。

【实验仪器和材料】

1. 器材　小试管或凹玻片、药匙、滴管。

2. 试剂　亚硝基铁氰化钠 5g（AR）、无水碳酸钠 100g（AR）、硫酸铵 100g（AR）。在配制前，将试剂进行干燥处理，再进行精确称量并将其研磨混合，将混合物保存在密封的棕色瓶中，以防止受潮。

3. **标本** 新鲜尿液标本。

【实验步骤】

1. **加酮体粉** 将 1 药匙酮体粉放在凹玻片上（或小试管内）。
2. **滴加尿液** 在酮体粉上滴加尿液至将酮体粉完全浸湿。
3. **结果观察** 观察 5 分钟内酮体粉的颜色变化，若变为紫色者判断为阳性。
4. **结果报告** 根据改良 Rothera 法尿液酮体定性检查结果判断与报告方式（表 25 – 1）。

表 25 – 1　改良 Rothera 法尿液酮体定性检查结果判断与报告方式

结果判断	报告方式
5 分钟内无紫色出现	–
逐渐呈现淡紫色	+
立即呈现淡紫色而后渐转为深紫色	+ +
立即呈现深紫色	+ + + ~ + + + +

【实验结果】

阴性或阳性。

【注意事项】

1. **试剂** 试剂应保存在干燥避光密封的容器中，以免受潮失效。
2. **标本**
（1）尿液中的酮体极不稳定，因此尿液标本必须新鲜，避免出现假阴性。
（2）尿液中含有大量非结晶尿酸盐时，可对结果造成干扰，应离心除去。
3. **反应条件** 必须在碱性并产热条件下进行，环境温度过低时，应放在 30℃ 水浴箱中进行。

【思考题】

1. 改良 Rothera 法测定尿液酮体的原理是什么？
2. 改良 Rothera 法粉末包括什么成分？
3. 改良 Rothera 法测定尿液酮体时的注意事项？

（吴素格）

实验二十六　尿胆红素 Harrison 法定性检查

尿胆红素检查常用的方法包括偶氮法、Harrison 法等。偶氮法为试带法常用原理，尿液颜色过深会影响结果判断；Harrison 法灵敏度较高，但操作较繁琐。

【实验目的】

掌握 Harrison 法定性测定尿液胆红素的方法及注意事项。

【实验原理】

胆红素在尿液中被硫酸钡吸附并浓缩后，与 Fouchet 试剂发生反应，氧化生成胆青素（蓝色）、胆绿素（绿色）和胆黄素（黄色）的混合物。

【实验仪器和材料】

1. 器材 离心机、试管或专用刻度离心管、移液管。

2. 试剂

（1）100g/L 氯化钡溶液 将 100g 氯化钡（$BaCl_2 \cdot 2H_2O$）溶于 1000ml 蒸馏水中。

（2）Fouchet 试剂 将 10 毫升 100 g/L 的 $FeCl_3$ 溶液与 90 毫升 250 g/L 三氯乙酸溶液混合后备用。

（3）氯化钡试纸 将滤纸裁成 10mm×80mm 条状，浸泡在饱和氯化钡溶液内（30g 氯化钡溶于 100ml 蒸馏水）数分钟后取出室温或 37℃ 温箱内干燥后密封保存。

3. 标本 新鲜尿液标本。

【实验步骤】

1. 试管法

（1）尿液的酸碱度测定 如果呈碱性，加乙酸使之成酸性后再进行以下试验。

（2）尿液胆红素浓缩 在 10ml 的离心管中，加入 5ml 尿液，随后加入 2.5ml 100g/L 的氯化钡溶液，混匀。若沉淀量较少，可滴入 1~2 滴硫酸铵，促进沉淀的生成。

（3）离心 将上述混合物 3000r/min 离心 3~5 分钟，弃去上清液，保留沉淀物。

（4）加试剂 在沉淀表面加 2 滴 Fouchet 试剂，放置片刻后，观察沉淀颜色的变化。

（5）结果报告 根据 Harrison 法对尿液胆红素定性检查结果判断与报告方式（表 26-1）。

表 26-1 Harrison 法尿液胆红素定性检查结果判断与报告方式

结果判断	报告方式
长时间不变色	-
沉淀逐渐变为淡绿色	+
沉淀变为绿色	+ +
沉淀立刻变为蓝绿色	+ + +

2. 氯化钡试纸法

（1）将氯化钡试纸的一端插入尿液中，确保浸入深度至少达到 50 mm，保持 5 至 10 秒后取出，并将其平铺在清洁的卫生纸上。

（2）在试纸上尿液浸湿的区域滴入两滴 Fouchet 试剂，然后观察颜色变化。

（3）结果报告同试管法。

【实验结果】

阴性或阳性。

【注意事项】

1. 标本

（1）因为胆红素遇光易被氧化，尿液标本需新鲜，保存需要避光。

（2）药物可干扰结果，尿液中如含大量牛黄、熊胆粉、水杨酸盐和阿司匹林时可致假阳性反应。

2. 操作

（1）如尿液呈碱性，可减低反应的灵敏度，应加乙酸调至酸性。

（2）加入 Fouchet 试剂要适量，试剂过多易使胆红素完全氧化成胆黄素而致假阴性反应。

【思考题】

1. 尿液胆红素检测对标本要求是什么？为什么？

2. 尿液中的胆红素在黄疸鉴别的应用是什么？

（吴素格）

实验二十七　尿胆原改良 Ehrlich 法定性检查

尿胆原定性检查常用的方法包括改良 Ehrlich 法、Gibson – Leich、Schiller 法、试纸法等。改良 Ehrlich 法因其操作简便、结果直观而被广泛应用，但需注意避免维生素 C 等物质的干扰。

【实验目的】

掌握尿胆原改良 Ehrlich 法定性检测的方法及注意事项。

【实验原理】

在酸性溶液中尿胆原与对二甲氨基苯甲醛反应生成樱红色化合物，其颜色的深浅与尿胆原的含量成正比。

【实验仪器和材料】

1. 器材　离心机、中号试管、移液管、白色衬纸等。

2. 试剂

（1）Ehrlich 试剂　对二甲氨基苯甲醛 2.0g，溶解在 80ml 蒸馏水，然后再缓慢加入 20ml 浓盐酸，混匀后存放在棕色瓶中备用。

（2）100g/L 氯化钡溶液。

3. 标本　新鲜尿液标本。

【实验步骤】

1. 去除尿液中的胆红素　每 4ml 尿液中加入 1ml 100g/L 氯化钡溶液，混匀后过滤（或离心），取滤液（或上清液）备用。

2. 加试剂　取 4ml 滤液或上清液，按 10∶1 的比例加入 Ehrlich 试剂（约 0.4ml），混匀，在室温下静置 10 分钟。

3. 观察结果　在白色背景下从管口向管底观察颜色变化。

4. 阳性标本稀释　如结果为阳性，将尿液用蒸馏水进行倍比稀释，以最高稀释倍数进行报告。如稀释 1∶160 以上仍为阳性则不再稀释。

5. 结果报告 改良 Ehrlich 法尿胆原定性检查结果判断与报告方式（表 27-1）。

表 27-1 改良 Ehrlich 法尿胆原定性检查结果判断与报告方式

结果判断	报告方式
不变色，加温后也无反应	-
10 分钟后呈微红色	+
10 分钟后呈樱红色	+ +
立即呈深红色	+ + +

【实验结果】

阴性或阳性。

【注意事项】

1. 标本 应为新鲜尿液标本，因为尿胆原排出后易被氧化为尿胆素，容易造成假阴性。

2. 操作

（1）若尿液中含有结合胆红素，可能影响尿胆素的检测，可以通过加入氯化钡溶液吸附胆红素，离心沉淀，使用上清液进行检测。

（2）碱性尿液可干扰结果，应先调节尿液酸碱度为酸性。

（3）尿液中的维生素 C、甲醛等物质将阻止醛反应；酮体的存在可能导致假阳性结果。可以通过加入戊醇进行鉴别，真正的阳性结果在加入戊醇后仍保持红色，而由酮体等造成的假阳性在加入戊醇后会变为淡绿色。

（4）多种药物和内源性物质可能引起颜色干扰，可以在加入试剂后再添加 2ml 氯仿，振荡后静置，尿胆原产生的樱红色化合物会被氯仿提取，从而进行鉴别。

3. 反应条件 显色速度受温度影响较大，环境温度过低时需要加温。

4. 其他 尿液尿胆原的日间波动较大，且与尿液酸碱度相关，为提高阳性检出率可以建议病人服用碳酸氢钠以碱化尿液，并在餐后收集尿液标本进行检测。

【思考题】

1. 尿液尿胆原检测对标本要求是什么？为什么？
2. 尿液中的尿胆原在黄疸鉴别的应用是什么？

（吴素格）

实验二十八　尿液干化学分析仪、有形成分分析仪使用及结果分析

一、尿液干化学分析仪使用及结果分析

尿液干化学分析仪采用干化学法检测尿液中的化学成分，具有速度快、可检测项目多、重复性和

准确性高等特点，它的出现给临床实验室尿液分析带来了质的飞跃。目前尿液干化学分析仪已经能够在1条试带上同时测定8~14个项目，每小时检测140个标本或以上。

【实验目的】

掌握尿液干化学试带法的分析原理与影响因素，熟悉尿液干化学分析仪的检测原理和操作使用。

【实验原理】

尿液中化学物质与干化学试剂带上检测模块中的检测试剂发生颜色反应，其颜色及深浅程度因尿液中相应物质及其浓度不同而不同，仪器光源对该试剂模块进行照射时所产生光的吸收反射亦不同。颜色越深，吸收光越多，反射光越弱，反射率越小；反之，颜色越浅，吸收光越少，反射光越强，则反射率越大。仪器的球面积分仪将不同强度的反射光转换为相应的电信号，其电流强度与反射光强度呈正相关，结合空白和参考模块经计算机处理校正，最后以定性和半定量的方式报告检测结果。

【实验仪器和材料】

1. 器材
（1）一次性尿杯、洁净试管。
（2）尿液干化学分析仪主要构成为　①试带进样装置。②光学系统，包括提供特定波长的光源和光电检测器。③模块扫描装置。④模拟数字转换器。⑤微处理器。⑥打印输出系统。

2. 试剂　尿液干化学检测试剂带，质控试剂带，人工尿液质控液（高浓度和低浓度各1份）商品试剂盒或自己配制，表28-1、表28-2。

3. 标本　新鲜尿液标本10ml。

表28-1　尿液干化学分析质控液配制表

内容	高值质控液		低值质控液		阴性质控液	
加入成分	加入量	含量	加入量	含量	加入量	含量
氯化钠（AR级，下同）	10.0g	10.0g/L	5.0g	5.0g/L	5.0g	5.0g/L
葡萄糖	15.0g	15.0g/L	3.0g	3.0g/L	0	0g/L
尿素	10.0g	10.0g/L	5.0g	5.0g/L	5.0g	5.0
丙酮	2ml	1.6	0	0	0	0
肌酐	0.5g	0.5g/L	0.5g	0.5g/L	0	0
氯仿	5ml	5ml	5ml	5ml	0	0
30%牛血清蛋白	35ml	10g/L	5.0ml	1.5g/L	0	0
正常全血（Hb 130~150g/L）	0.1ml	0.013~0.015	0	0	0	0
蒸馏水加至（mL）	1000		1000		1000	

表28-2　尿液化学质控液预期值

检测项目	高值质控液	低值质控液	阴性质控液
pH	6	6	6
蛋白质	++++	++	
葡萄糖	+++	+	
酮体	+		
比重	1.020	1.006	
隐血	±~++		

【实验步骤】

1. 试剂带与仪器准备 开启仪器电源，开始自检过程，自检完成后进入测试状态。

2. 检测质控试剂带 将专用质控试剂带（仪器配套的质控试剂带）置于仪器检测槽内，启动测试键，待仪器打印出质控试剂带测试结果后，将打印值与定值结果对照，结果"吻合"后，取回质控试剂带保存。

3. 准备尿液标本 将尿液标本充分混匀，置于试管中。

4. 浸湿检测试剂带 将多联尿液干化学检测试剂带完全浸入尿液 1~2 秒，立即取出。

5. 沥去多余尿液 沿试管壁将试剂带上多余尿液沥除干净，必要时用滤纸吸去。

6. 比色与分析

（1）目视比色 将试剂带与配套的尿液干化学试剂带标准色板目视比色，判定定性或半定量结果。

（2）干化学尿液分析仪分析 将尿液标本试剂带置于仪器检测槽内，启动测试键，仪器完成扫描试剂模块过程，打印出结果。

【实验结果】

各项目以定性或半定量方式报告结果。

【注意事项】

1. 试剂带应根据厂家推荐的条件（如温度、暗处等）保存，在有效期内使用。不得将试剂带放在直射光下照射或暴露在潮湿环境中，应保存在厂商提供的容器中，不可更换保存容器。

2. 打开试剂带筒盖，一次只取所需要量的试剂带，取出后立即将试剂带筒盖子盖好。手持试剂带时应注意不可直接触摸检测试剂带上的各反应检测模块，以免影响检测结果。试剂带一旦取出，检测剩余的试剂带不可放回试剂带筒中，也不可将各筒的试剂带混装。

3. 标本留取应使用一次性洁净尿液取样杯，防止非尿液成分混入。标本量要符合要求，过多或过少都要避免。标本留取后，应在 1 小时内完成测试，测试前要充分混匀尿液。

4. 检测试剂带浸入尿液标本的时间应控制在 1~2 秒，所有试剂模块，包括空白模块和参比模块均应浸入尿液标本中，试剂带上过多的尿液应沥除干净。

5. 仪器的最佳工作温度为 20~25℃，测试环境、尿液标本和试剂带均应维持在这个温度范围内。保持仪器试剂带检测槽清洁、无尿渍污物存留。保证测试光路无污物和灰尘阻挡。避免阳光等其他光源的直接照射、外源性振动和电源干扰。定期检查废纸槽，清理废弃的试剂带。

6. 每天使用"高值"和"低值"两种浓度的质控尿液进行一次仪器测试，质控尿液任一模块的测定结果与"靶值"允许有 1 个定性等级的差异，超过此范围为失控。

7. **开机校正** 部分仪器开机后虽会自动校正，但每天检测前仍要采用仪器随机所带的校正试剂带进行测试校正，观察测定结果与校正试剂带标示结果是否一致，只有完全一致才能说明仪器处于正常状态。同时，观察仪器的检测速度、打印显示等是否正常。

8. 结果分析

（1）必须了解所用试剂带各模块反应原理、药物干扰以及参考范围等，掌握试剂带检测每一成分的灵敏度和特异性。很多中间环节和干扰因素都可影响颜色变化而导致假阳性或假阴性，各检测项目的灵敏度、假阳性和假阴性原因分析。

（2）不同厂家的试剂带成分不同，反应呈色不同，检测灵敏度和特异性也不同。对于管型、白细胞等有形成分，应注意结合显微镜镜检进行对照。

（3）尿液干化学测定结果与传统湿化学法的差异：①尿糖测定：高比重、高酮体的尿液标本可使试带法葡萄糖测定出现假阴性；葡萄糖氧化酶法测定尿糖的灵敏度比 Benedict 法高。②尿液蛋白测定：试带法以检测清蛋白为主，对球蛋白不灵敏。③尿液胆红素测定：试带法结果比 Harrison 法灵敏度低。

（4）尿液白细胞检查：试带法只能测出有无中性粒细胞，而检测不到淋巴 细胞和单核细胞。如在肾移植病人发生免疫排斥时，尿液中出现大量淋巴细胞，但由于其胞质无中性粒细胞酯酶，干化学试带法可为阴性。

（5）尿液分析仪对血细胞的检测，与显微镜检查结果出现差异时的判定标准：肾脏病病人尿液中的红细胞常常被破坏，显微镜检查结果可为阴性，但尿液分析仪干化学试带法该项目是基于对血红蛋白的检测，结果是阳性，此时，应以尿液分析仪的检测结果为准。但是，某些病人尿液中含高活性不耐热的触酶时，也可导致尿液分析仪隐血阳性，此时应将尿液煮沸后（破坏不耐热的触酶）冷却再检测，以验证和排除触酶引起的假阳性。

（6）尿液干化学试带法检查仅是一个过筛检测，适用于健康普查和疾病筛检，不能完全替代尿液有形成分显微镜检查，特别是红细胞、白细胞、蛋白质、亚硝酸盐中任一项阳性，必须进行人工显微镜检查。对浑浊尿液、肾内科和泌尿外科病人要结合临床资料、显微镜检查和干化学检查结果三者来分析。

（7）尿液干化学测试结果应与理学、显微镜检查结果相结合，互相印证才能为临床提供有价值的信息。

二、尿液有形成分分析仪使用及结果分析

尿液有形成分复杂多样，形态各异，一直以来尿液有形成分分析是尿液常规分析中重要的组成部分。随着尿有形成分分析技术的不断发展，现今各公司开发生产的不同型号的全自动尿液有形成分分析仪，已普遍应用于临床，且大多数可连接或合并干化学分析仪，使临床检测更为便捷。

【实验目的】

熟悉全自动尿液有形成分分析仪的原理、测定项目和注意事项。

【实验原理】

1. 流式细胞术尿液有形成分分析仪　尿液中的有形成分经荧光染料染色后，在鞘流液的作用下，单个纵向通过检测区，经激光照射后，各有形成分发出荧光、散射光和电阻抗信号，捕获、接收、转换、综合分析这些信号，能对各有形成分进行定性和定量，同时还可得到各有形成分的散点图，RBC、WBC 直方图和尿液中红细胞形态等信息。

2. 影像式尿液有形成分分析仪　仪器自动吸取未离心尿液标本，用数字摄像机自动捕获 2000 余幅照片，进行数字化图像分析。与仪器储存有海量图像的自动粒子识别（PR）软件进行比较分析，定量报告尿液中 12 种有形成分，包括 RBC、WBC、透明管型、未分类管型、白细胞聚集、鳞状上皮细胞、非鳞状上皮细胞、细菌、真菌结晶、黏液丝和精子等。

【实验仪器和材料】

1. 器材　流式细胞术尿液有形成分分析仪或影像式尿液有形成分分析仪。

2. 试剂　仪器配套的商品化试剂盒（含稀释液、鞘流液、染液和质控品）。

3. 标本　新鲜尿液标本 10ml。

【实验步骤】

各种仪器操作步骤不尽相同，操作前应仔细阅读仪器说明书。

1. 开启电源　仪器开始自检，按顺序检查微处理器、程序、温度与气压、机械部分测试等。

2. 本底和质控检测　自检无误后，仪器自动充液并进行液体本底测试。本底检测通过后，自动进行高、低两个浓度水平的质控检测。质控检测结束后，测试数据保存到质控文档中。

3. 尿液标本检测　质控检测通过后才能进行标本检测，检测方式可选择手工或自动 2 种方式。如选择手动检测，把混匀的尿液标本置于进样口，按进样键，仪器完成检测过程。

4. 打印、分析报告单　分析报告单，结合尿液干化学分析仪结果，筛选异常标本进行人工显微镜复查。

5. 关机　吸入清洗液，执行关机程序。

【实验结果】

无论哪种类型的有形成分分析仪，一般都会得到以下结果。

1. 红细胞　正常红细胞、芽胞红细胞、小红细胞。对其中的红细胞还可提供其大小、形状和色度等特征分布曲线图和色度对大小分布散点图。

2. 白细胞　正常白细胞、白细胞团、脓细胞。

3. 上皮细胞　鳞状上皮细胞、小圆上皮细胞、其他上皮细胞。

4. 管型　透明管型、颗粒管型、细胞管型、蜡样管型、可疑管型。

5. 结晶　草酸钙结晶、三联磷酸盐结晶、其他结晶。

6. 其他　类黏液丝、真菌、细菌。

7. 电导率　如果是流式细胞术尿液有形成分分析仪，还能得到尿液有形成分的直方图和散点图信息。

【注意事项】

1. 测试环境　仪器最佳工作温度为 20～25℃，相对湿度为 30%～85%，避免电磁干扰。

2. 仪器保养　开机前对仪器进行全面检查，包括试剂、各种装置、废液桶及打印纸状态等。每天关机前用 5% 次氯酸钠清洗剂清洗仪器管道系统，每个月要清洗旋转阀和漂洗池，每年要检查、校正光学系统。

3. 标本　尿液标本细胞数大于 2000 个/μl 时会有细胞残留，从而影响下一个标本的测定结果，其中白细胞残留更显著。尿液标本中若有较大的颗粒外来物，可引起仪器阻塞。对于流式细胞术尿液有形成分分析仪，如果尿液色素物质含量过高或标本添加防腐剂，会降低分析结果的可靠性。

4. 结果分析　尿液有形成分分析仪所具有的自动化、标准化、操作简单等优点是人工显微镜检测所无法比拟的；但是还应该看到，有多种因素可导致仪器产生假阳性或假阴性，而且，仪器对尿液的某些有形成分不能准确识别，因此，尿液有形成分分析仪检测不能完全取代人工显微镜镜检，对于尿液有形成分分析仪检查提示有异常成分的尿液标本一定要进行人工显微镜检查复查。

（1）假阳性分析　细菌、类酵母菌、结晶等可致红细胞假阳性；黏液丝和黏液聚集可引起管型假阳性。

（2）假阴性分析　血管造影剂应用后尿液中红细胞不易被染料染色；服用四环素等类似荧光染料

的药物、抗生素，以及尿液使用甲苯、甲醛、戊二醛等防腐剂均可影响红细胞检测；激光偏移、标本放置时间过久致红细胞溶解。

（3）仪器本身不能检出滴虫、药物结晶、影红细胞等有形成分；不能鉴别异常细胞，不能对病理管型进行分类。

【思考题】

1. 对于某些颜色很深的尿液样本，仪器检测结果是否可靠？
2. 尿液干化学试纸带中，为什么要有维生素 C 这一项检测？
3. 如果仪器检测结果为阳性，是否还要用手工方法复检？
4. 为什么尿液有形成分分析仪只是一种筛选仪器？

（金　磊）

实验二十九　尿液分析仪性能验证

仪器性能验证是医学实验室认可必备的条件，为保证日常检验结果的一致性和可比性，临床实验室在将全自动干化学尿液分析仪和全自动尿有形成分分析仪用于常规检验前，必须对制造商申明的主要分析性能进行验证。

一、全自动干化学尿液分析仪性能验证

【实验目的】

确保全自动干化学尿液分析仪的正常运行，测试结果的准确性，满足测试要求。

【实验原理】

性能验证是通过提供客观证据对规定要求已得到满足的认定。验证通常由临床实验室在常规使用仪器前执行。验证指标主要包括：重复性、正确度、稳定性、携带污染和参考区间等。

【实验仪器和材料】

1. 仪器　全自动干化学尿液分析仪。
2. 耗材　表 29 - 1。

表 29 - 1　干化学尿液分析仪试剂

序号	产品名称	规格	靶值	生产批号	有效期至	备注
1	配套试纸		/			自备
2	干化学阳性质控品	8ml/瓶	/			自备
3	干化学阴性质控品	8ml/瓶	/			自备
4	全自动尿液分析系统清洗液 II	500ml/瓶	/			自备
5	尿液干化学性能测试标准液	/	/			厂家提供

【实验步骤】

1. 工作环境

（1）供电电压 ~220V，50Hz；

（2）环境温度 10~30℃；

（3）相对湿度 ≤70%RH；

（4）大气压力 75~106kPa；

（5）光照度 避免阳光直射。

2. 标准条测试

（1）标准要求

仪器校准，测试结果："Success" 通过☑

仪器校准，测试结果："Fail" 不通过□

（2）测试方法 在质控管理界面中点击【标准条测试】，把标准条按标记的方向放入选条器中，点击【测试】，分析仪开始测试标准条，待测试头扫描完标准条后，自动弹出对话框"标准条测试通过，请取回标准条"，点击【确定】完成标准条测试。若校准失败，则弹出"标准条未通过，请取回标准条"对话框，此时请重新进行校准，若仍不通过请与厂方或代理商联系。

3. 质控测试

（1）标准要求 实验结果应在配套质控液标示的参考范围内。

（2）测试方法 在质控管理界面点击【干化学信息】，点击【质控登记】，弹出干化学质控登记界面，录入质控品相关信息，【保存】即可完成登记，在质控登记界面依次勾选已登记的阴性质控物和阳性质控物，再点击【执行质控】，吸样针自动执行吸样动作，测试完成后，质控结果显示在结果列表中，分析系统自动进入待机状态。

4. 重复性

（1）标准要求 YY/T 0475-2011《干化学尿液分析仪》4.2 条款。

分析仪反射率测试结果的变异系数（CV, %）≤1.0。

（2）测试方法 根据 YY/T 0475-2011《干化学尿液分析仪》5.3 条款。

分析仪对标准灰度条的反射比进行 10 次重复测试。

5. 与适配尿液分析试纸条的正确度

（1）标准要求 YY/T 0475-2011《干化学尿液分析仪》4.3 条款。

检测结果与相应参考溶液标示值相差同向不超过一个量级，不得出现反向相差；阳性参考溶液不得出现阴性结果，阴性参考溶液不得出现阳性结果。

（2）测试方法 根据 YY/T 0475-2011《干化学尿液分析仪》5.4 条款。

在分析仪上用尿液分析试纸条对所有检测项目各浓度水平的参考溶液进行检测（参考溶液的配制方法依据制造商提供的资料进行），每个浓度水平重复测定 3 次，记录检测结果与参考溶液标示浓度的量级的差。

6. 干化学携带污染

（1）标准要求 YY/T 0475-2011《干化学尿液分析仪》4.5 条款。

阴性样本不得出现阳性结果。

（2）测试方法 根据 YY/T 0475-2011《干化学尿液分析仪》5.6 条款。

检测除比重和 pH 外各项测试项目最高浓度结果的阳性样本 1 次，随后检测阴性样本 1 次。

7. 稳定性

（1）标准要求　YY/T 0475 – 2011《干化学尿液分析仪》4.4 条款。

开机 8 小时内，反射率测试结果的变异系数（CV,%）≤1.0。

（2）测试方法　根据 YY/T 0475 – 2011《干化学尿液分析仪》5.5 条款，开机预热后、4 小时、8 小时，分别对标准灰度条进行 10 次重复测试计算反射率的变异系数（CV,%）。

8. 参考区间

（1）标准要求　WS/T 402 – 2012《临床实验室检验项目参考区间的制定》8.2 条款，将 20 个测定值与需验证的参考区间比较，若落在参考限外的测定值不超过 2 个（≤10%），则该参考区间验证通过，表 29 – 2。

表 29 – 2　尿干化学分析仪参考区间

项目	参考区间	项目	参考区间
尿胆原	（3.4 – 17）μmol/L	胆红素	阴性
酸碱度	5.0 – 8.0	亚硝酸盐	阴性
微量白蛋白	10 mg/L	酮体	阴性
比重	1.005 – 1.030	白细胞	阴性
肌酐	0.9 – 26.5 mmol/L	红细胞或隐血	阴性
抗坏血酸	0	蛋白质	阴性
尿钙	1.0 – 10 mmol/L	微量白蛋白	阴性
葡萄糖	阴性		

（2）测试方法　WS/T 806 – 2022《临床血液与体液检验基本技术标准》10.1 条款、WS/T 402 – 2012《临床实验室检验项目参考区间的制定》8.2 条款。

选择 20 份无相关疾病的体检合格的健康人群标本，男性 10 例，女性 10 例，进行检测。

【注意事项】

1. 分析仪应处于良好的工作状态，严格按 SOP 进行操作。
2. 检验人员有足够的时间熟悉检测系统的各个环节，熟悉评价方案。
3. 在整个实验中，保持实验方法处于完整的质量控制之下，始终对实验结果有校准措施。

二、全自动尿有形成分分析仪性能验证

【实验目的】

确保全自动尿有形成分分析仪的正常运行，测试结果的准确性，满足测试要求。

【实验原理】

全自动尿有形成分分析仪性能验证是通过提供客观证据对规定要求已得到满足的认定。验证通常由临床实验室在常规使用仪器前执行。验证指标主要包括：检出限、重复性、线性、携带污染和参考区间等。

【实验仪器和材料】

1. 仪器　全自动尿有形成分分析仪。

2. 耗材 表29-3。

表29-3 尿有形成分分析仪试剂

序号	产品名称	规格	靶值	生产批号	有效期至	备注
1	尿有形成分分析聚焦液	125ml/瓶				自备
2	尿有形成分分析校准液	125ml/瓶				自备
3	尿有形成分分析仪阴性质控液	125ml/瓶	0			自备
4	尿有形成分分析仪阳性质控液	125ml/瓶				自备
5	尿有形成分分析仪应用试剂-稀释液	500ml/瓶	/			自备
6	尿有形成分分析仪应用试剂-鞘液	1×15L	/			自备
7	清洗液（尿有形成分分析仪清洗液）	500ml	/			自备
8	醛化红细胞标准液16000粒子	/	/			厂家提供

【实验步骤】

1. 工作环境

（1）供电电压 ~220V，50Hz。

（2）环境温度 10~30℃。

（3）相对湿度 ≤70%RH。

（4）大气压力 75~106kPa。

（5）光照度 避免阳光直射。

2. 聚焦

（1）标准要求 界面显示聚焦"通过"。

（2）测试方法 根据用户手册：分析系统每日首次开机后，应执行"聚焦"。

进入软件【校准】-【聚焦信息】点击【聚焦登记】-【执行聚焦】。界面显示聚焦"通过"；仪器在聚焦通过后自动进行空白测试状态。

3. 全部空白测试

（1）标准要求 界面显示空白"通过"。

（2）测试方法 根据用户手册：在软件【系统维护】，点击【空白测试】。

4. 校准

（1）标准要求 校准系数应在仪器规定范围内。

（2）测试方法 根据用户手册：准备十只干燥清洁的玻璃试管，将校准液混匀后分别放入试管内。在软件【校准管理】界面下的【校准信息】子界面中填写标准品批号及均值后，点击【执行校准】，校准结束后机器自动进入待机状态，自动显示校准系数。

5. 质控

（1）标准要求 质控结果应在测值范围内并提示质控状态为"通过"。

（2）测试方法 在【质控】界面选中要测试质控批号前的方框（即 ☑ 20100602），点击" 执行质控 "，吸样探针自动执行吸样动作，待试管架上的试管测试完成后，质控相关信息及质控状态（通过与失败）显示在屏幕上，试管架移动到样本输送器的左侧，仪器自动进入待机状态。

6. 检出限

（1）标准要求 YY/T 0996-2015《尿液有形成分分析仪（数字成像自动识别）》4.2条款。

检出限：分析仪应能检出浓度水平为 5 个/μl 红细胞、白细胞样本。

（2）测试方法　YY/T 0996 – 2015《尿液有形成分分析仪（数字成像自动识别）》5.3 条款。

检出限：分析仪对浓度水平为 5 个/μl 的红细胞、白细胞样本重复检测 20 次，如 18 次检测结果大于 0 个/μl，则符合 4.2 条款的要求。

7. 重复性

（1）标准要求　YY/T 0996 – 2015《尿液有形成分分析仪（数字成像自动识别）》4.3 条款。

表 29 – 4　变异系数（CV）

变异系数（CV）	浓度（个/μl）	
细胞	50	≤25%
	200	≤15%

（2）实验方案　根据 YY/T 0996 –2015《尿液有形成分分析仪（数字成像自动识别）》5.4 条款。

在软件界面点击【样本测试】，选择有形测试，仪器对表 29 – 2 条款规定浓度的样本各重复检测 20 次，分别计算 20 次检测结果的变异系数。分析仪计数结果的变异系数（CV）应符合表 29 – 2 条款的要求。

8. 携带污染

（1）标准要求　YY/T 0996 – 2015《尿液有形成分分析仪（数字成像自动识别）》4.6 条款，携带污染率应不大于 0.05%。

（2）测试方法　YY/T 0996 – 2015《尿液有形成分分析仪（数字成像自动识别）》5.7 条款。

取浓度约为 5000 个/μl 高值样品连续测量 3 次，测定值分别为 i_1、i_2、i_3；再用生理盐水连续测量 3 次，测定值分别为 j_1、j_2、j_3；按下式计算携带污染率。

$$公式如下：CO = \frac{j_1 - j_3}{i_3 - j_3} \times 100\%$$

式中　CO————携带污染率；

　　　　j_1————低值样品的第一次测试值；

　　　　j_3————低值样品的第三次测试值；

　　　　i_3————高值样品的第三次测试值；

9. 线性

（1）标准要求　根据 WS/T 406 –2012《临床血液学检验常规项目分析质量要求》5.5.1 条款和厂家提供的线性声明：相关系数≥0.975。满足要求的线性范围在厂家规定的范围内。

（2）实验方案　根据 CNAS – GL037：2019《临床化学定量检验程序性能验证指南》6.4 条款，根据 GBT 27417 – 2017《合格评定化学分析方法确认和验证指南》，取浓度为 16000 ± 1000 微粒/μl 适量并按倍比稀释（大致倍比浓度 16000、8000、4000、2000、1000、500、250、125、63、31、13、7、3、0），每个浓度充分混合后连续测量 3 次，计算每个浓度 3 次测试结果的平均值，计算线性回归方程。

10. 参考区间

（1）标准要求　根据 WS/T 402 – 2012《临床实验室检验项目参考区间的制定》8.2 条款统计 20 个样本中结果处于参考区间之内的样本数，20 个数据中有 18 个分布于引用的参考区间之内，可认为引用的参考区间适合本实验室，验证通过。表 29 – 5。

表 29 - 5 尿有形成分分析仪参考区间

尿有形成分					
红细胞	$(0 \sim 17) / \mu l$	管型	$(0 \sim 1) / \mu l$	透明管型	$(0 \sim 1) / \mu l$
白细胞	$(0 \sim 28) / \mu l$	鳞状上皮细胞	$(0 \sim 28) / \mu l$	病理管型	$(0 \sim 1) / \mu l$
白细胞团	$(0 \sim 2) / \mu l$	细菌	$(0 \sim 6) / \mu l$	酵母菌	$(0 \sim 1) / \mu l$

（2）实验方案　根据 WS/T 806 - 2022《临床血液与体液检验基本技术标准》10.1 条款、WS/T 402 - 2012《临床实验室检验项目参考区间的制定》8.2 条款。

参考区间不分男女时：选择 20 份无相关疾病的体检合格的健康人群标本，男性 10 例，女性 10 例，进行检测。

参考区间分男女时：选择 20 份无相关疾病的体检合格的健康人群标本，男性 20 例，女性 20 例，进行检测。

【注意事项】

1. 分析仪应处于良好的工作状态，严格按 SOP 进行操作。
2. 检验人员有足够的时间熟悉检测系统的各个环节，熟悉评价方案。
3. 在整个实验中，保持实验方法处于完整的质量控制之下，始终对实验结果有校准措施。

【思考题】

1. 尿液分析仪进行性能验证的适用情况有哪些？
2. 性能验证结果不符合要求的处理措施有哪些？

（金　磊）

实验三十　尿液有形成分定性检查

尿液有形成分检查是利用显微镜或尿液有形成分分析仪对尿液中的细胞、管型、结晶、病原体等有形成分进行识别或计数，结合尿液理学或化学检查的结果，对泌尿系统疾病的诊断及预后判断等有重要意义。其中定性检查分非染色显微镜检查法、染色显微镜检查法。

一、非染色显微镜检查法

【实验目的】

掌握尿液非染色显微镜检查的方法及内容。

【实验原理】

在显微镜下观察尿液细胞、管型、结晶、细菌、寄生虫等各种有形成分，根据其形态特征识别并记录其在显微镜一定视野内（或换算为一定体积尿液中）的数量。

【实验仪器和材料】

1. 器材　10ml 尿沉渣刻度离心管、载玻片、盖玻片（18～22mm×18～22mm）、滴管、离心机、标准化尿液有形成分定量计数板、普通光学显微镜。

2. 标本　新鲜尿液。

【实验步骤】

1. 未离心尿液直接涂片法

（1）混匀尿液　将尿液标本充分混匀。

（2）制备涂片　用滴管取混匀的尿液 1 滴于载玻片上，轻加盖玻片，注意防止产生气泡。

（3）显微镜检查　先用低倍镜观察全片细胞、管型等有形成分的分布情况，再用高倍镜确认。细胞应在高倍镜下观察计数至少 10 个视野，管型应在低倍镜下观察计数至少 20 个视野；结晶按其分布范围所占高倍镜视野的比例进行报告。

（4）结果报告

1）细胞：最低数～最高数/高倍视野（HP）报告。

2）管型：最低数～最高数/低倍镜视野（LP）报告。

3）结晶、细菌及真菌：按高倍镜视野中分布范围估计报告，常用"＋"表示。真菌以是否查见菌丝或孢子报告，同时孢子还应按结晶的报告方式报告其量（表 30 -1）。

表 30 -1　尿液结晶、细菌及真菌的报告方法

成分	报告等级					
	－	±	＋	＋＋	＋＋＋	＋＋＋＋
结晶	0		占视野1/4	占视野1/2	占视野3/4	满视野
细菌及真菌	0	散在于数个视野	各个视野均可见	数量多或呈团块状集聚	难以计数	满视野
原虫、寄生虫卵	0	罕见	1～4/HP	5～9/HP	10/HP	满视野

4）寄生虫：以查见与否报告。

2. 离心尿液涂片法

（1）离心尿液　取充分混匀的新鲜尿液倒入有盖或无盖的尿沉渣刻度离心管至 10ml 刻度处，水平离心 5 分钟（离心半径 15cm，1500r/min），相对离心力（RCF）约为 400g。

（2）留取尿沉渣　手持离心管以 45°～90°一次性倾去上清液，用滤纸拭干离心管口，保留管底尿沉渣约 0.2ml（尿沉渣刻度离心管管底有一个向下的"凸头"，尿沉渣离心后集中在"凸头"内不易被倒出）。

（3）制备涂片　轻轻混匀尿沉渣，用滴管取 20μl 尿沉渣置载玻片上，加盖玻片（18～22mm×18～22mm）。

（4）显微镜检查　同未离心尿液直接涂片法。

（5）结果报告　同未离心尿液直接涂片法，需要注意的是应注明"离心取沉渣"。

【实验结果】

按实验步骤中结果报告方式进行报告。

【注意事项】

1. 器材

（1）必须使用尿沉渣刻度离心管、盖玻片等专用器材。

（2）容器需清洁干燥，限一次性使用。

2. 标本

（1）推荐采用清晨空腹第一次尿，因其经过长时间浓缩，便于有形成分的检出。急诊标本可用随机尿。

（2）尿液标本要新鲜，采集后应在2小时之内检查完毕，以防有形成分被破坏。如不能及时检测，可加甲醛2滴/10~30ml尿液混匀后置4℃冷藏保存。

（3）女性病人应清洁外阴后留中段尿，以防混入阴道分泌物。

（4）对正常排尿困难的病人，可采用膀胱导管或穿刺法采集尿液标本。

（5）需鉴别"肾小球性"与"非肾小球性"血尿时，最好采集第二次晨尿，以免因尿液在膀胱内停留时间过长而影响尿液红细胞大小形态，能较准确反映泌尿系统疾病性质。

3. 操作

（1）加盖玻片时，应注意避免产生气泡。

（2）如因非晶形尿酸盐造成尿液浑浊，可先于37℃水浴加热，待浑浊消失后再行显微镜检查。

（3）尿液有形成分非染色显微镜检查时应采用稍弱的光线，光线过强可使透明管型等漏检。

（4）显微镜检查时，应遵循先用低倍镜通览全片，后用高倍镜仔细辨认的原则，并应按照标准化要求观察足够的视野范围，即检查细胞应观察至少10个HP，检查管型应观察至少20个LP。

（5）注意红细胞与真菌孢子、脂肪球、球形草酸钙结晶等类似物的鉴别（表30-2）。

表30-2 尿液红细胞与类似沉淀物的鉴别

鉴别内容	红细胞	真菌孢子	脂肪球	球形草酸钙结晶
形态	淡红色，圆盘状	无色，椭圆形	无色，正圆形	圆或椭圆形
折光性	弱	强	强	强
大小	一致	不一致	明显不一致	不一致
排列	无规律	芽状，单个或链状	散在	常与信封样、草酸钙结晶并存
加蒸馏水*	破坏	不破坏	不破坏	不破坏
化学试验	OBT（+）	OBT（-）	苏丹Ⅲ染色（+）	OBT（-）

＊加5倍量以上，与尿液混匀振荡15min，再离心沉淀显微镜检查观察。

（6）显微镜检查如发现红细胞，应描述其形态，并对异形红细胞应做形态分类，以鉴别肾小球性及非肾小球性血尿。

（7）计数时要注意有无细菌、滴虫、黏液丝及其他异常巨大细胞等，男性标本还要注意有无精子及磷脂酰胆碱小体等。

【思考题】

尿液标本检测前的质量控制应如何进行？

二、染色显微镜检查法

【实验目的】

掌握结晶紫-沙黄（Sternheimer - Malbin，S-M）染色显微镜检查的方法和尿液各种有形成分的形态特征。

【实验原理】

利用结晶紫和沙黄对尿沉渣进行染色，使有形成分染成不同的颜色，易于镜下观察识别，提高检出率和准确性。

【实验仪器和材料】

1. 器材 同非染色法尿沉渣显微镜检查。

2. 试剂

（1）染色贮存液 ①A液，取结晶紫3.0g，草酸铵0.8g，溶于95%乙醇20ml、蒸馏水80ml中，冷藏保存。②B液，取沙黄O（safranin O）0.25g溶于95%乙醇10ml、蒸馏水100ml中。

（2）染色应用液 A液和B液按3∶97的比例混合，过滤后贮存于棕色瓶中冷藏保存，室温下可保存3个月。

3. 标本 新鲜尿液。

【实验步骤】

1. 标本准备

（1）离心尿液 取充分混匀的新鲜尿液倒入有盖或无盖的尿沉渣刻度离心管至10ml刻度处，水平离心5分钟（离心半径15cm，1500r/min），要求相对离心力（RCF）约为400g。

（2）留取尿沉渣 手持离心管45°~90°一次性倾去上清液，用滤纸拭干离心管口，保留管底尿沉渣约0.2ml。由于尿沉渣刻度离心管管底有一个向下的"凸头"，尿沉渣离心后集中在"凸头"内不易被倒出。

2. 染色 于0.2ml尿沉渣试管中加入1滴（约20μl）染色应用液，混匀，静置染色3分钟。

3. 涂片 将上述标本轻轻混匀后，取1滴（约20μl）置载玻片上，轻加18~22mm×18~22mm盖玻片，镜检。

4. 显微镜检查 先用低倍镜观察全片细胞、管型等有形成分的分布情况，再用高倍镜确认。细胞应在高倍镜下观察计数至少10个视野，管型应在低倍镜下观察计数至少20个视野；结晶按其分布范围所占高倍镜视野的比例进行报告。

5. 结果判断

（1）红细胞 染成淡紫色。

（2）多形核白细胞 有浓染细胞、淡染细胞和闪光细胞，浓染细胞的胞质染淡红色、核染成橙红色，胞质内可见颗粒，为老化或死亡的白细胞；淡染细胞的胞质不着色、核染蓝色；闪光细胞染淡蓝色或几乎无色、胞质内颗粒呈布朗运动。

（3）上皮细胞 胞质染淡红色、核染紫红色。

（4）管型 透明管型、颗粒管型染粉红色或淡紫色；细胞管型染深紫色。

（5）滴虫 染蓝色或紫色、易见鞭毛。

（6）细菌 活的细菌不着色或染淡红色；死菌染紫色。

【实验结果】

结果报告方式同非染色显微镜检查法。

【注意事项】

除尿液非染色显微镜检查的注意事项外，还需注意以下问题。

（1）染色时间要恰当，染色时间过久可引起淡染细胞向浓染细胞转化，闪光细胞失去布朗运动的特点，有碍识别。

（2）胆红素尿时，有形成分可被染成黄色，掩盖其真实的颜色，应注意区分。

（3）染色法显微镜检查观察尿液有形成分以采用强光为宜。

（4）注意染液沉渣与尿液有形成分的鉴别。

【思考题】

1. 尿液标本检测前的质量控制应如何进行？

2. 对尿沉渣未染色和染色检查方法进行方法学评价。

（金 磊）

实验三十一 尿液有形成分定量检查

尿液有形成分检查是利用显微镜或尿液有形成分分析仪对尿液中的细胞、管型、结晶、病原体等有形成分进行识别或计数，结合尿液理学或化学检查的结果，对泌尿系统疾病的诊断及预后判断等有重要意义。其中定量检查方法有标准化定量计数板法、有形成分定量计数仪法、1 小时尿液有形成分排泄率测定等。

一、标准化尿液有形成分定量计数板法

【实验目的】

熟悉标准化尿液有形成分定量计数板的计数原理和计数方式。

【实验原理】

标准化尿液有形成分定量计数板：为特制的一次性硬质塑料计数板，每块板上有 10 个计数室，每个计数室内有 10 个大方格，每个大方格又分为 9 个小方格，计数室高为 0.1mm，每个大方格面积为 1mm²，故其容积为 0.1mm³，即 0.1μl，每个标本用 1 个计数室。

【实验仪器和材料】

1. 器材 10ml 尿沉渣刻度离心管、载玻片、盖玻片（18～22mm×18～22mm）、滴管、离心机、标准化尿液有形成分定量计数板、普通光学显微镜。

2. 标本 新鲜尿液。

【实验步骤】

1. 制备尿液标本 对于清晰透明尿液，采用离心浓缩法；如尿液有形成分含量丰富，可直接显微镜检查测定。

2. 充入定量计数板 取混匀的尿沉渣充入定量计数板的计数室。

3. 计数有形成分 在低倍镜下观察计数 10 个大方格内的管型总数，在高倍镜下观察计数 10 个大方格内的细胞总数，计算 1μl 尿液中某种细胞或管型的数量。

【实验结果】

细胞或管型数/μl；尿结晶、细菌、真菌、寄生虫等，以相同方式报告。

【注意事项】

1. 器材

（1）必须使用尿沉渣刻度离心管、盖玻片等专用器材。

（2）定量计数板需清洁干燥，限一次性使用。

2. 其他 对尿液标本、器材、操作方法及结果报告的要求，同非染色尿液显微镜检查。

二、尿液有形成分定量计数仪法

【实验目的】

熟悉尿液有形成分定量分析法仪器设备的工作原理和工作方式。

【实验原理】

尿液有形成分定量计数仪主要由流动计数室、显微镜和计算机控制系统组合而成。流动计数室的大小与标准的载玻片相同，用激光刻有 4 个大方格（容积为 1μl），每个大方格又分为 25 个小方格，每个小方格容积为 0.01μl。

尿液有形成分定量计数仪的自动进样系统定量吸入尿沉渣，并使其重新悬浮于流动计数室内，其中有 5μl 在流动计数室的中央视野中，该视野可被显微镜观察到。通过人工观察细胞、管型等的形态特征并计数一定视野范围内的数量，从而达到定量的目的。

【实验仪器和材料】

1. 器材

（1）10ml 尿沉渣刻度离心管。

（2）离心机。

（3）尿液有形成分定量分析仪。

2. 标本 新鲜尿液。

【实验步骤】

1. 启动仪器 连接好流动计数室、显微镜和计算机控制系统，接通电源，仪器准备就绪。

2. 准备尿液标本 过程同非染色法和染色法尿液有形成分显微镜检查。

3. 进样 把混匀的尿沉渣样本置入仪器进样口，按动进样键。

4. 计数有形成分 观察流动计数室中央视野中的有形成分。计数 1 个小方格内细胞数，结果乘以 100，或计数 10 个小方格内的细胞总数乘以 10，换算出 1μl 尿液中的细胞数。计数 1 个大方格内的管型数，结果乘以 4，换算出 1μl 尿液中的管型数。

【实验结果】

细胞或管型数/μl；尿结晶、细菌、真菌、寄生虫等，以相同方式报告。

【注意事项】

1. 仪器维护　仪器特别是进样装置要定期清洁、消毒和维护。
2. 其他　对尿液标本、器材、操作方法及结果报告的要求，同非染色尿液显微镜检查。

三、1 小时尿液有形成分排泄率测定

【实验目的】

熟悉 1 小时尿液有形成分排泄率测定的方法和内容。

【实验原理】

准确留取 3 小时的全部尿液。取一定量混匀尿液离心，留取一定体积的沉渣液，混匀后充入改良 Neubauer 血细胞计数板的计数室，计数一定体积尿沉渣中的细胞和管型数，然后换算成 1 小时尿液中相应的细胞、管型的数量。

【实验仪器和材料】

1. 器材　量筒、刻度离心管、滴管、改良 Neubauer 血细胞计数板、离心机。
2. 标本　新鲜尿液。

【实验步骤】

1. 采集标本　受检者正常生活不受限制，准确采集上午 6 ~ 9 时（早晨准 6 时排空尿液，采集此后至 9 时之间的全部尿液）共 3 个小时的尿液标本。
2. 记录标本量　用量筒准确测定 3 小时内的全部尿量并记录。
3. 离心尿液　取充分混匀的尿液 10ml 置刻度离心管内，1500r/min 离心 5 分钟。
4. 去上清　弃去上层尿液 9ml，留底部尿沉渣混合液 1ml。
5. 充液计数　充分混匀离心管底部尿沉渣，用滴管取沉渣液 1 滴充入改良 Neubauer 血细胞计数板的计数室，细胞计数 10 个大方格，管型计数 20 个大方格。
6. 计算

$$1\ 小时细胞数 = 10\ 大格细胞总数 \times \frac{1000}{10} \times \frac{3\ 小时尿总量(ml)}{3}$$

$$1\ 小时管型数 = \frac{20\ 大方格管型总数}{2} \times \frac{1000}{10} \times \frac{3\ 小时尿总量(ml)}{3}$$

"1000" 为每 ml 尿液换算成的 μl 数，"10" 为尿液浓缩倍数。

【实验结果】

细胞或管型数/小时；尿结晶、细菌、真菌、寄生虫等，以相同方式报告。

【注意事项】

1. 器材
（1）容器应清洁干燥。

（2）改良 Neubauer 血细胞计数板和专用盖片必须符合标准化要求。

2. 标本

（1）尿液应新鲜，且 pH 应在 6.0 以下，因在碱性尿液中血细胞和管型易溶解。

（2）被检尿液比重最好在 1.026 以上，低比重尿（低于 1.016）中细胞易破坏。

3. 操作

（1）在尿液离心前和将尿沉渣混合液充入血细胞计数室前均必须充分混匀，否则将影响计数的准确性。

（2）有形成分过多或过少时，可于离心去除上清时，调整管底剩余的尿量来达到浓缩或稀释的作用。

（3）尿酸盐过多并结晶析出时，可将尿液标本置于 37℃ 下温育片刻使其溶解；如磷酸盐结晶析出时，可加 1~2 滴 1% 的乙酸将尿液 pH 纠正至 5.0 左右，以溶解磷酸盐结晶，但加酸量不宜过多，以免破坏红细胞和管型。

4. 生物安全

（1）尿液采集应采用有盖的一次性采样杯，防止尿液的污染。

（2）标本检测时需带医用手套，使用过的手套放入污物袋内集中进行无害化处理，防止检验人员发生医源性感染。

（3）使用后的载玻片立即浸入含有效氯 1000mg/L 含氯消毒剂（含有效氯为 5% 的 84 消毒液按 1∶50 配制）中浸泡 4 小时，再清洗干净、烘干。也可浸入洗涤剂或肥皂液中煮沸 15~30 分钟，反复洗刷，沥干，37~60℃ 烘干。

（4）废弃尿液标本应倒入污物桶中，每 100ml 尿液加漂白粉 5g 或二氯异氰尿酸钠 2g，搅匀后作用 2~4 小时倒入厕所或粪池内。

（5）盛标本的一次性容器（包括尿杯、一次性尿沉渣刻度离心管等）使用后，存放于具有 2 层黄色塑料袋污物桶中，由专人运送至规定的污物处理场进行焚烧。

【思考题】

1. 如何评价尿沉渣检查方法？

2. 1 小时尿液有形成分排泄率测定有何临床意义？

3. 为了防止医源性感染，尿液标本检查时应注意哪些生物安全防护？

（金 磊）

书网融合……

微课/视频 1　微课/视频 2　微课/视频 3　微课/视频 4　微课/视频 5　微课/视频 6

微课/视频 7　微课/视频 8　微课/视频 9　微课/视频 10　微课/视频 11　微课/视频 12

第五章 粪便检验

 实验三十二 粪便理学检查

粪便理学的实验室检查通常包括颜色、性状及有无寄生虫等，正常情况下粪便的颜色和性状易受饮食或药物等因素的影响。不同病理情况下，粪便可呈现不同的颜色和性状。

【实验目的】

掌握粪便理学检查的原理、方法和内容。

【实验原理】

通过肉眼观察粪便的颜色、性状及有无寄生虫等。

【实验仪器和材料】

1. 器材 一次性粪便标本容器、竹签。
2. 标本 新鲜粪便。

【实验步骤】

1. 观察颜色和性状 打开一次性粪便标本容器，在光线适宜的条件下肉眼观察粪便的颜色和性状。

2. 观察特殊成分 用竹签挑取粪便内、外多处，仔细观察有无黏液、脓血、寄生虫虫体、结石和异物等特殊成分。必要时可将粪便过滤后再检查有无寄生虫。

【实验结果】

1. 颜色 可报告为黄褐色、鲜红色、灰白色等。
2. 性状 可报告为成形软便、糊状便、胨状便等。
也可将颜色和性状结合起来报告，如：黄色软便、绿色不成形便等。

【注意事项】

1. 器材 ①容器应洁净、干燥、不吸水、不渗漏、不与粪便成分发生反应。②容器应有盖、可密封，便于开启、放置和粘贴标签，最好采用一次性粪便标本容器。③竹签应洁净、干燥、长短适宜。④一次性使用的商品化粪便标本容器最好带有粪便采集的器具。⑤容器和采集器具便于焚毁。

2. 标本 ①标本采集：用竹签或相应器具挑取指头大小（约5g）粪便标本，粪便标本采集要有代表性，应选取附着脓血、黏液等病理成分处的标本，如无病理成分，可从粪便内、外多处取材。②标本送检：采集标本后应立即送检（1小时内完成检验）。③标本接收：应有粪便标本接收、拒收和记录制度，混入尿液等其他成分的粪便或不合要求的粪便标本不能接收。

3. 操作 肉眼观察要仔细，光线要明亮，如有必要可用竹签或相应器具挑开里层粪便标本观察。

4. 实验室生物安全 粪便可能含有各种病原微生物，应按潜在生物危害物质处理。标本的采集、运送、检查及处理等过程要符合实验室生物安全原则，注意个人生物安全防护，实验所使用过的器材应按相应规范处理。

【思考题】

1. 粪便颜色和性状的观察对哪些疾病的诊断有帮助？
2. 粪便理学检查应如何做好实验室生物安全防护工作？

（陈晓辉）

实验三十三　粪便显微镜检查

粪便的显微镜检查是临床检验的基本技能之一，为了甄别粪便标本中不同残渣及病理成分，粪便的显微镜检查包括直接涂片法和虫卵及包囊浓聚法等。

一、直接涂片法

直接涂片法是粪便显微镜检查最常用的方法，可发现粪便中有无病理成分，如细胞、真菌、寄生虫虫卵等，也可通过粪便食物残渣情况大致了解消化吸收功能。

【实验目的】

掌握直接涂片显微镜检查的方法和粪便常见有形成分的形态特点。

【实验原理】

用生理盐水将粪便制备成薄涂片，在显微镜下观察粪便中的各种细胞、寄生虫虫卵、食物残渣和结晶等有形成分，并报告其数量。

【实验仪器和材料】

1. 器材 一次性粪便标本容器、竹签、载玻片、盖玻片、显微镜。

2. 试剂 生理盐水。

3. 标本 新鲜粪便。

【实验步骤】

1. 制备涂片 在洁净载玻片上滴加生理盐水 1～2 滴，用竹签挑取粪便中的异常部位或多处取材，与生理盐水混合制备成薄涂片，并加盖玻片。涂片的厚度以能透视纸上字迹为宜。

2. 显微镜检查 先用低倍镜观察全片，观察有无寄生虫虫卵、原虫及其他可疑异常成分。再用高倍镜观察至少 10 个视野，观察有无血细胞、巨噬细胞和结晶等，并对可疑虫卵、滋养体进行鉴别，对病理成分进行计数。

3. 染色观察　①如发现疑似包囊，在涂片上近盖玻片边缘处滴加 1 滴碘液或其他染液，再于高倍镜下仔细鉴别。②镜下发现脂肪滴时，可加 1 滴苏丹Ⅲ染液（将 1～2g 苏丹Ⅲ溶于 100ml 70% 乙醇溶液）直接染色后镜检，脂肪呈较大的橘红色或红色球状颗粒，或呈小的橘红色颗粒。

【实验结果】

1. 细胞　以高倍镜报告，并以最低～最高/HP 方式报告（表 33－1）。

2. 寄生虫虫卵、原虫　所有查见的寄生虫都应报告，并报告所鉴定虫体的完整种名和属名。一般情况下，对原虫和蠕虫可不予定量，但需指出具体时期（如滋养体、包囊、幼虫等）。若要定量，则标准应一致（表 33－1）。检出人芽囊原虫和鞭虫需要定量。

3. 结晶　对夏科－雷登结晶应报告并定量。

表 33－1　粪便显微镜检查结果报告方式

粪便有形成分	报告方式
细胞	未检出、最低～最高/HP
原虫	未检出、2～5 个/全片（极少）、1/5～1 个/HP（少量）、1～2 个/HP（中等）、若干个/HP（多量）
蠕虫	未检出、2～5 个/全片（极少）、1/5～1 个/LP（少量）、1～2 个/LP（中等）、若干个/LP（多量）
寄生虫虫卵	检出或未检出
夏科－雷登结晶	最低～最高/HP

【注意事项】

1. 涂片制备　涂片应均匀，厚薄适宜。寄生虫卵检查时每份标本应做 3 张涂片，以提高阳性检出率。涂片制备后应盖上盖玻片，以免污染物镜。涂片制备后立即镜检，以防涂片变干。

2. 显微镜检查　涂片观察应先用低倍镜浏览全片，低倍镜转高倍镜时注意勿使镜头压坏盖玻片。阅片时应按一定顺序，由上至下、由左至右，避免重复或遗漏。

3. 粪便有形成分鉴定　①注意植物纤维及植物细胞与寄生虫虫卵、原虫滋养体、人体细胞相鉴别；注意虫卵与真菌孢子相鉴别。②若疑似包囊染色后仍不能确定，可取粪便进行浓缩聚集再检查。③应注意有无肌纤维、弹力纤维、结缔组织、淀粉颗粒、脂肪滴等，若大量出现，则提示消化不良或胰腺外分泌功能不全。④对米泔水样便，取标本制成悬滴标本，高倍镜下注意查找呈鱼群穿梭样运动活泼的弧菌；细菌鉴定可用革兰染色后油镜检查，但确诊仍需通过细菌培养。

【思考题】

1. 粪便显微镜检查中可以见到的寄生虫卵、原虫滋养体或包囊有哪些？各有何形态特点？

2. 粪便显微镜检查中如何鉴别红细胞、白细胞、巨噬细胞与植物细胞及植物纤维？

二、虫卵及包囊浓聚法

虫卵及包囊浓聚法包括沉淀法和浮聚法，需要将粪便标本进行处理或染色后再进行观察，可提高原虫包囊、蠕虫虫卵和幼虫、球虫卵囊等的检出率。

（一）沉淀法

【实验目的】

熟悉虫卵及包囊沉淀法的操作步骤。

【实验原理】

原虫包囊和蠕虫卵的比重较大，可沉积于容器底部，有助于提高检出率。

【实验仪器和材料】

1. 器材 一次性粪便标本容器、竹签、锥形量杯、纱布或金属筛、离心机、载玻片、显微镜。

2. 试剂

（1）蒸馏水

（2）甲醛（10%）

（3）乙醚

（4）汞碘醛液 ①汞醛液：1/1000 硫柳汞酊 200ml，甲醛（40%）25ml，甘油 50ml，蒸馏水 200ml。②卢戈（Lugol）碘液：碘 5g，碘化钾 10g，蒸馏水 100ml。③汞碘醛液：汞醛液 2.35ml 和卢戈碘液 0.15ml 混合。

3. 标本 新鲜粪便。

【实验步骤】

1. 自然沉淀法

（1）制备粪便混悬液 取粪便 20~30g 置于一次性容器内，加入适量的清水调成粪便混悬液。

（2）过滤去渣 将粪便混悬液经 40~60 目金属筛或 2~3 层湿纱布过滤至 500ml 锥形量杯中，再加清水冲洗残渣，量杯中水加至接近杯口。

（3）静置混悬液 将混悬液静置 25~30 分钟，倾去上清液，再加清水。每隔 15~20 分钟换水 1 次，重复操作 3~4 次，直至上清液澄清为止。若检查原虫包囊，换水间隔时间宜延长至 6~8 小时。

（4）制片镜检 倾去上清液，取沉渣做涂片镜检。

2. 离心沉淀法

（1）制备粪便混悬液 取粪便约 5g 置于一次性容器内，加入适量的清水（约 10ml）调成粪便混悬液。

（2）过滤去渣 将粪便混悬液经双层纱布过滤至另一容器内，再加清水冲洗残渣。

（3）离心混悬液 将混悬液转入离心管中，以 1500~2000r/min 离心 1~2 分钟；倾去上清液，再加清水混匀并离心沉淀，重复操作 3~4 次，直至上清液澄清为止。

（4）制片镜检 倾去上清液，取沉渣做涂片镜检。

3. 醛醚沉淀法

（1）制备粪便混悬液 取粪便 1~2g 置于一次性容器内，加入适量的水（约 10~20ml）调成粪便混悬液。

（2）过滤去渣 将粪便混悬液经双层纱布过滤至另一容器内，去除粗渣。

（3）离心混悬液 将混悬液转入离心管中，以 1500~2000r/min 离心 2 分钟；倾去上清液，保留沉渣，再加清水混匀并离心；倾去上清液，加10%甲醛7ml。5分钟后加乙醚3ml，充分摇匀并离心，即可见管内自上而下分为4层：乙醚层、粪渣层、甲醛层和微细粪渣层。

（4）制片镜检 取底部微细沉渣层做涂片镜检。

4. 汞碘醛离心沉淀法

（1）制备粪便混悬液 取粪便1g，加入适量（约10ml）汞碘醛液，充分调匀。

（2）过滤去渣 将粪便混悬液经2层脱脂纱布过滤至另一容器内，再加入乙醚4ml，摇2分钟。

（3）离心混悬液 将混悬液转入离心管中，以2000r/min离心1~2分钟，可见管内自上而下分为4层：乙醚层、粪渣层、汞碘醛层和沉淀物层。

（4）制片镜检 取底部沉淀物层做涂片镜检。

【实验结果】

同"直接涂片法"中"寄生虫虫卵、原虫"。

【注意事项】

1. 方法选择 各方法对不同虫卵和包囊的灵敏度不同，因此应选择合适的方法进行检测（表33-2）。

表33-2 虫卵及包囊沉淀法的方法学评价

粪便有形成分	报告方式
方法	评价
自然沉淀法	主要用于蠕虫卵的检查。对于比重较小的虫卵如钩虫卵，其效果不佳
离心沉淀法	主要用于蠕虫卵和原虫包囊的检查
醛醚沉淀法	浓集效果好，且不损伤包囊和虫卵的形态，易于观察和鉴定。但对布氏嗜碘阿米巴包囊、蓝氏贾第鞭毛虫包囊及微小膜壳绦虫卵等的检查效果较差
汞碘醛离心沉淀法	主要用于原虫包囊、滋养体及蠕虫卵和幼虫的检查

2. 试剂 汞碘醛混合液应在检查时配制备用，配制8小时后即变质，不宜再用；碘液不宜于1周后再用。

（二）饱和盐水浮聚法

【实验目的】

熟悉虫卵及包囊饱和盐水浮聚法的操作步骤。

【实验原理】

利用某些蠕虫卵的比重小于饱和盐水，虫卵可浮于液体表面的原理。

【实验仪器和材料】

1. 器材 一次性粪便标本容器、浮聚瓶、竹签、载玻片、显微镜。

2. 试剂 饱和盐水（食盐400g，缓慢加入盛有1000ml沸水的容器内，不断搅动，直至食盐不再溶解）。

3. **标本** 新鲜粪便。

【实验步骤】

1. **制备粪便混悬液** 用竹签取黄豆粒大小的粪便置于浮聚瓶中，加入少量饱和盐水调匀。
2. **加入饱和盐水** 慢慢加入饱和盐水至液面略高于瓶口，以不溢出为止。
3. **制片** 在瓶口覆盖一洁净载玻片，静置15分钟后，将载玻片提起并迅速翻转。
4. **镜检** 将载玻片置显微镜下，先低倍视野观察全片，再转至高倍视野仔细辨认。

【实验结果】

同"直接涂片法"中"寄生虫虫卵、原虫"。

【注意事项】

1. **方法** ①本方法用以检查钩虫卵效果最好，也可用于检查其他线虫卵及微小膜壳绦虫卵，但不适于检查吸虫卵和原虫包囊。②大而重的蠕虫卵（如未受精蛔虫卵）或有卵盖的虫卵（如吸虫卵）在比重小于1.35的漂浮液中不能达到最佳漂浮效果，在这种情况下，表面层和沉淀均应进行检查。
2. **器材** ①浮聚瓶应选用平整、高约3~4cm、直径约2cm的圆筒形小瓶。②载玻片应清洁，覆盖在浮聚瓶上时避免产生气泡。

【思考题】

虫卵及包囊沉淀法和浮聚法检查分别有什么优缺点？

（陈晓辉）

实验三十四　自动粪便分析仪检查及结果分析

自动粪便分析仪可进行理学、有形成分和免疫化学的检测，具有操作简单、检测效率高、提高生物安全性等特点，实现了粪便检验的自动化、智能化和标准化。目前，其检查结果仍需人工复检确认。

【实验目的】

掌握自动粪便分析仪的工作原理、操作方法和结果分析。

【实验原理】

1. **理学检测** 自动粪便分析仪通过内置摄像头对粪便标本进行拍照，并通过识别软件识别图片，从而对标本的颜色、性状形成初步判断。
2. **形态学检测** 自动粪便分析仪通过微电脑控制台对标本进行自动稀释、混匀、过滤分离、充池，然后通过内置显微镜观察粪便有形成分，并通过识别软件进行有形成分的识别并计数。
3. **免疫化学检测** 采用胶体金免疫层析技术和干化学侧向层析等技术对粪便隐血、转铁蛋白、细菌及病毒学等项目进行检测并自动识别判读结果。

【实验器材和材料】

1. 器材

（1）自动粪便分析仪　主要由标本处理系统、理学及有形成分镜检系统、免疫化学检测系统和计算机控制系统等组成。

（2）仪器配套的一次性粪便标本容器、计数板或计数池。

2. 试剂

（1）仪器配套的试剂　标本稀释液、清洗液、冲洗液、免疫化学检测卡。

（2）仪器配套的质控品。

3. 标本　新鲜粪便。

【实验步骤】

各种自动粪便分析仪操作步骤不尽相同，操作前应仔细阅读仪器说明书。以下以一款自动粪便分析仪为例。

1. 开启电源　开启自动粪便分析仪的电源并启动控制电脑。

2. 试剂和耗材准备　查看标本稀释液、冲洗液、免疫化学检测卡等是否充足，不足时应及时补充添加。

3. 进入系统和主操作界面　在计算机桌面双击代表此系统的图标，系统启动后输入用户名和密码，系统进入主操作界面，仪器进行自检。

4. 检测质控　自检通过后，使用仪器配套的质控品测试仪器。

5. 检测粪便标本　质控通过后方可进行标本测试。在主操作界面中选择"标本检测"，对待测标本的检测项目进行勾选，然后将标本放置在样品架相应位置，仪器可自动对标本进行送样和检测等过程（图34-1）。

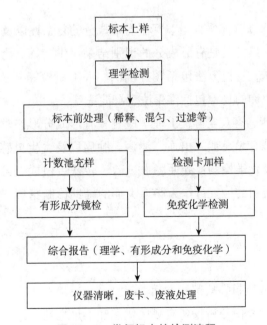

图34-1　粪便标本的检测流程

6. 报告审核和打印　在主操作界面中选择"审核"，可查看粪便理学检测、有形成分镜检及免疫化学检测卡的图像并对结果进行确认审核。随后选择"结果上传"或"打印"，即可将报告单上传到 LIS 系统或 HIS 系统或打印报告单。

7. 关机　当完成所有标本的检验后，选择"停止测试"，仪器将停止工作，然后选择"关闭"键，在弹出的对话框中选择"冲洗"，仪器将进行管路冲洗，清洗完成后，关闭计算机，然后关闭自动粪便分析仪的电源即可。

【实验结果】

仪器打印的结果报告单可包括理学检测、形态学检测和免疫化学检测三部分，并可提供相关的检测图像。根据不同检测需求，实验结果报告内容可能有所差异。

1. 理学检测　包括颜色和性状。

2. 形态学检测　包括红细胞、白细胞、结晶、脂肪球、真菌和寄生虫虫卵等成分。

3. 免疫化学检测　包括粪便隐血试验、转铁蛋白、钙卫蛋白以及细菌或病毒的抗原等。

【注意事项】

1. 环境　自动粪便分析仪属于精密分析仪器，应根据厂家提供的说明书选择合适的安装场地和工作环境。

2. 标本　使用仪器配套的一次性粪便标本容器，防止非粪便标本的物质污染。标本采集后应尽快送检并检测。

3. 校准和质控　使用仪器配套的校准品和质控品，根据实验室要求对仪器进行校准和质控。

4. 仪器维护与保养　按照仪器规定和实验室要求对仪器定期进行设备、显微镜和液路清洁等，确保仪器性能稳定和正常运行。

5. 操作　严格按照仪器说明书和操作程序。

6. 结果分析

（1）由于粪便标本受病人饮食、采样量、标本有形成分的复杂性以及目前 AI 智能识别技术的限制等因素的影响，仪器识别的结果尤其是有形成分的识别结果仅供初筛参考，操作人员需对自动粪便分析仪的所有结果进行复检确认，复检方法包括图片确认、人工镜检等，必要时可行进一步检查，如碘染、瑞－吉染色等。对寄生虫卵的复检包括浮聚法、沉淀法等。

（2）结果分析应结合临床，客观实际。①理学检测和有形成分形态学检测：根据检测结果可初步了解消化道以及肝脏、胆道等有无炎症、出血、溃疡、肿瘤以及寄生虫感染，以及间接判断胃肠、胰腺和肝胆的功能状态。②免疫化学检测：粪便隐血试验、转铁蛋白检查可作为消化道出血的辅助诊断和鉴别诊断指标；粪便钙卫蛋白的检查可作为肠道炎症的辅助诊断指标；粪便细菌或病毒抗原检测可辅助诊断肠道传染病。

【思考题】

1. 自动粪便分析仪的质量控制应从哪些方面做起？

2. 粪便显微镜检查和自动粪便分析仪各有哪些优点和不足之处？

（陈晓辉）

实验三十五 粪便隐血试验

粪便的隐血试验是检测粪便中是否存在少量红细胞或血红蛋白的一种方法，对消化道出血、消化道肿瘤等疾病的诊断和鉴别具有重要价值。其检测主要包括化学法和免疫法，两种方法各有其优点和不足，当一种方法的检测结果与临床不符时，宜采用另一种方法进行验证。

一、邻联甲苯胺法

粪便隐血试验化学法根据试剂底物色原的不同可分为邻联甲苯胺法、愈创木酯法和匹拉米洞法等，其检测原理相似。邻联甲苯胺法灵敏度较高，但易出现假阳性。

【实验目的】

掌握粪便隐血试验邻联甲苯胺法的原理、方法和注意事项。

【实验原理】

血红蛋白中的亚铁血红素有类似过氧化物酶的活性，能催化过氧化氢分解释放新生态氧，将受体邻联甲苯胺氧化成邻甲偶氮苯而显蓝色。

【实验仪器和材料】

1. 器材　一次性粪便标本容器、竹签、无菌棉签（滤纸或白瓷板）。

2. 试剂

（1）10g/L 邻联甲苯胺冰乙酸溶液　取邻联甲苯胺 1g，溶于冰乙酸及无水乙醇各 50ml 的混合液中，置棕色瓶内，保存于 4℃冰箱内可用 2~12 周（若变为深褐色，应重新配置）。

（2）3%（V/V）过氧化氢（H_2O_2）

3. 标本　新鲜粪便。

【实验步骤】

1. 取标本　用竹签挑取少许粪便涂于无菌棉签（滤纸或白瓷板）上。

2. 加试剂　滴加 10g/L 邻联甲苯胺冰乙酸溶液及 3% H_2O_2 各 2~3 滴于棉签（滤纸或白瓷板）的粪便上。

3. 观察结果　加入试剂后立即观察结果。

4. 结果判断　表 35-1。

表 35-1　邻联甲苯胺法结果判断

判断标准	结果判断
加入试剂 2 分钟后仍不显色	阴性
加入试剂 2 分钟内显蓝色	阳性
加入试剂 10 秒后，由浅蓝色逐渐变蓝色	+

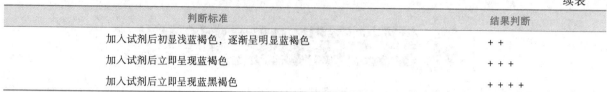

续表

判断标准	结果判断
加入试剂后初显浅蓝褐色，逐渐呈明显蓝褐色	++
加入试剂后立即呈现蓝褐色	+++
加入试剂后立即呈现蓝黑褐色	++++

【实验结果】

粪便隐血试验（邻联甲苯胺法）：阴性或阳性。

【注意事项】

1. 医护人员及患者　医护人员告诉患者试验前 3 天内应禁食动物血、肉、肝脏、含叶绿素的食物、铁剂、中药以及大量维生素 C 等，以免产生假阳性或假阴性；患者需遵医嘱饮食。

2. 器材　需清洁，不得有铁、铜等物，不能沾污血迹或脓液，以免导致假阳性。器材（如试管、玻片、滴管）应加热处理，以破坏污染的过氧化物酶。

3. 试剂　H_2O_2 不稳定，长时间存放可使反应减弱，导致假阴性。实验时应进行阳性对照试验，或将 H_2O_2 滴在未染色的新鲜血涂片上观察试剂是否有效（产生大量泡沫表示 H_2O_2 有效）。邻联甲苯胺冰醋酸溶液应按要求保存，若变为深褐色，应重新配置。

4. 标本　应新鲜，立即送检，及时检查，以免灵敏度减低。齿龈出血、鼻出血、月经血等非消化道出血可导致结果假阳性。

5. 操作　严格遵守操作规程，应做阳性和阴性对照，控制反应时间，加试剂后立即记录时间，统一结果判断标准。

二、单克隆抗体胶体金法

单克隆抗体胶体金法是目前实验室常用的粪便隐血试验免疫学检测方法，其灵敏度高、特异性好、检测便捷。

【实验目的】

掌握粪便隐血试验单克隆抗体胶体金法的原理、方法和注意事项。

【实验原理】

采用特异性的抗原抗体反应及免疫层析技术，通过双抗体夹心法检测原理定性检测标本中出现的人血红蛋白。

【实验仪器和材料】

1. 器材　一次性粪便标本容器、竹签、试管。
2. 试剂　商品化试剂盒、蒸馏水。
3. 标本　新鲜粪便。

【实验步骤】

不同试剂盒方法有差异，以下以一款为例。

1. 制备粪便混悬液　取洁净干燥的小试管一支，加入 0.5ml 蒸馏水，取粪便 10～50mg，调成均匀混悬液。

2. 浸试剂带　将试剂带的反应端浸入粪便混悬液中。

3. 观察结果　5～10 分钟内观察试带有无颜色变化。

4. 结果判断　表 35－2。

表 35－2　单克隆抗体胶体金法结果判断

判断标准	结果判断
检测线和质控线同时呈现红色	阳性
只有质控线呈现红色	阴性
检测线和质控线均不呈色	试带失效

【实验结果】

粪便隐血试验（单克隆抗体胶体金法）：阴性或阳性。

【注意事项】

1. 试剂　试剂盒要按说明书保存，注意有效期内使用。

2. 操作　应严格按照试剂盒说明书的要求，严格控制反应时间；质控线不出现红色，可能试带质量有问题，应该重新进行检查。

3. 结果分析　①留取后时间过长，血红蛋白被细菌分解可导致假阴性。②上消化道出血患者有时因为血红蛋白经过肠道消化酶降解变性而不具原来的免疫原性，单克隆抗体与血红蛋白抗原不匹配，可导致结果假阴性。③消化道出血过多，抗原过剩出现后带现象，可导致假阴性。此时可对标本进行适度稀释再检查或改用化学法检查。④服用刺激胃肠道的药物（如阿司匹林）可导致结果阳性。

【思考题】

1. 如何做好粪便隐血试验化学法的质量控制？

2. 如何评价粪便隐血试验邻联甲苯胺法和单克隆抗体胶体金法的特异性和灵敏度？

（陈晓辉）

书网融合……

微课/视频 1　　微课/视频 2　　微课/视频 3　　微课/视频 4　　微课/视频 5　　微课/视频 6

第六章　分泌物检验

 ## 实验三十六　阴道分泌物检查

阴道分泌物（vaginal discharge）检验可以有效辅助女性阴道感染性疾病的诊断。常规检验项目包括理学检验、化学检验、微生物和细胞学检验。

一、阴道分泌物理学检查

【实验目的】

掌握阴道分泌物理学检查的方法和内容。

【实验原理】

通过理学检查方法对新鲜阴道分泌物进行检查，观察其外观颜色、性状，检测其 pH 值并报告。

【实验仪器和材料】

1. **器材**　无菌棉拭子、精密 pH 试纸。
2. **试剂**　新鲜生理盐水。
3. **标本**　新鲜阴道分泌物。

【实验步骤】

1. **肉眼观察**　仔细观察阴道分泌物的颜色和性状，颜色以无色、红色、黄色或黄绿色等表示，记录并报告；性状以透明黏性、脓性、血性、水样、奶油状或豆腐渣样等表示，记录并报告。
2. **检测 pH**　用 pH 试纸检测阴道分泌物的酸碱度，记录并报告 pH X.X。

【实验结果】

1. **颜色**　XX；性状：XX。
2. **pH**　X.X。

【注意事项】

1. **患者准备**　标本采集前 24 小时，禁止性交、盆浴、阴道灌洗、局部用药、使用阴道润滑剂等，以免影响检查结果。
2. **器材和试剂**　取材用的棉拭子，无菌刮板等必须清洁干燥，不带有任何化学药品、润滑剂等；生理盐水务必新鲜，防止杂菌生长，影响试验结果。
3. **采集标本**　根据不同的检查目的选择合适的取材部位。一般采用生理盐水浸润的棉拭子于阴道深部或阴道后穹隆、宫颈口等处取材。

二、阴道分泌物显微镜检查

【实验目的】

掌握阴道分泌物显微镜检查的方法和各种有形成分形态特征。

【实验原理】

应用显微镜对阴道分泌物湿片和染色涂片进行检查，观察其清洁度和有无阴道毛滴虫、真菌、特殊细菌等。

【实验仪器与材料】

1. 器材　无菌棉拭子、显微镜、载玻片。
2. 试剂　生理盐水、革兰染液、2.5 mol/L KOH 溶液（140.28g KOH 溶于 1000ml 蒸馏水中）。
3. 标本　新鲜阴道分泌物。

【实验步骤】

1. 湿片法

（1）涂片制备　可按需向试管内滴加大约 0.5 ml 的 0.9% 氯化钠（NaCl）溶液洗脱阴道拭子制成悬浊液，或直接滴加 1～2 滴 0.9% NaCl 溶液至洁净载玻片上，再将拭子放在溶液中混合，制成厚薄适宜的涂片，以能透视纸上字迹为宜，盖上盖玻片待检。

（2）显微镜检查

①清洁度检查　低倍镜观察后再换高倍镜观察，主要根据上皮细胞、白细胞（或脓细胞）、杆菌、杂菌的多少，以 I～Ⅳ 度进行分级报告，判定结果见表 36－1。

表 36－1　阴道清洁度判断标准

清洁度	杆菌	上皮细胞	白（脓）细胞（个/HP）	杂菌
I	多	满视野	0～5	—
Ⅱ	中	1/2 视野	6～15	少
Ⅲ	少	少	16～30	多
Ⅳ	—	—	>30	大量

②观察有无滴虫　与清洁度检查同时进行。低倍镜观察时，若发现有无色透明比白细胞大 2～3 倍的呈波状或螺旋状运动的梨形或椭圆形虫体，再用高倍镜观察其形态。阴道毛滴虫呈倒置梨形，无色透明，大小为白细胞的 2～3 倍，在虫体前 1/3 处有一长圆形的细胞核，顶端有 4 根前鞭毛，有 1 根后鞭毛，有 1 根细长的轴柱由前端向后贯穿虫体并伸出体外，体侧有时能见到占体长 1/3～1/2 的波动膜，借以移动。

③检查有无真菌　在阴道分泌物涂片上加 1～2 滴 2.5 mol/L KOH 溶液，混匀后加盖玻片，先用低倍镜观察，若发现有菌丝样物，再换高倍镜识别，如见到单个或成群卵圆形无色透明的孢子、芽生或多个连成链状分枝状者即可报告"查见真菌菌丝或孢子"。

④湿片法未能检出阴道毛滴虫和真菌，并不能排除病原微生物感染，湿片法镜检的灵敏度约

为 50%。

⑤湿片法报告方式（见表 36-2）。

表 36-2　湿片法报告方式

项目	报告方式
白细胞、红细胞	以最低数~最高数/HP 报告
上皮细胞	以无、少许、1/2 视野、满视野等文字描述报告
细菌	以所占高倍镜视野面积报告，未发现该种细菌/HP 为（－）；占 1/4 HP 为（＋）；占 1/2 HP 为（＋＋）；占 3/4 HP 为（＋＋＋）；满视野/HP 为（＋＋＋＋）
清洁度	根据阴道清洁度分级及判断标准报告阴道清洁度分级
阴道真菌	以"查见真菌孢子、菌丝"报告
寄生虫	以查见与否报告

2. 染色法

（1）制备涂片　取阴道分泌物制备涂片，自然干燥，可以根据检查目的不同做相应染色。

（2）革兰染色　①加结晶紫液染 1 分钟，水洗。②加碘液染 1 分钟，水洗。③加脱色液，不时摇动 10~30 秒，至无紫色脱落为止，水洗。④加复染液，染 30 秒，水洗。⑤干燥后镜检。

（3）观察　先在低倍镜下浏览全片，再转至油镜下观察各种细胞成分及病原体，检查有无致病菌。

①病原体　如阴道毛滴虫、细菌、真菌。

②细胞　观察阴道鳞状上皮细胞、多形核白细胞的数量和线索细胞。

（4）染色法报告方式　①细菌：以查见阴道杆菌形态菌、阴道加德纳菌形态菌、弯曲弧菌形态菌的数量报告；淋病奈瑟菌以"查见细胞内或细胞外革兰阴性双球菌"报告，同时需报告细胞内或细胞外的双球菌数量。②病原微生物：阴道毛滴虫、线索细胞、真菌或寄生虫等以定性结果进行报告，镜下查见该类病原微生物则报告"检出"，否则为"未检出"。如可行，检出线索细胞时，可进一步报告其百分比。注意若查见真菌，应报告具体形态为孢子、芽生孢子或假菌丝。④细胞：以阴道鳞状上皮细胞、多形核白细胞数量/每个油镜视野（oil im mersion field，OIF）报告。

【实验结果】

1. 阴道清洁度　X 度。

2. 细胞　有无特殊细胞。

3. 细菌　有无致病菌，报告具体形态。

4. 线索细胞　检出或未检出。

5. 阴道毛滴虫　检出或未检出。

6. 真菌　检出或未检出，报告具体形态。

【注意事项】

1. 患者准备　①标本采集前 24 小时禁止性交、盆浴、阴道灌洗、局部用药、使用阴道润滑剂等。②月经期间不宜进行阴道分泌物检测，以免影响检查结果。

2. 器材和试剂　实验所用玻片必须干净，无菌棉拭子必须干燥、无菌、无化学药品或润滑剂，生理盐水务必新鲜配制。

3. 染色　①染液应无污染，定期检查染液质量。②严格遵守操作规程，涂片厚薄适宜：厚涂片脱色时间适当延长，否则革兰阴性菌易染成阳性菌，冲洗应防止标本涂膜脱落。

4. 标本要求

（1）标本采集后应及时送检，温度较低时做阴道毛滴虫检查的标本要采取保温措施，否则阴道毛滴虫活动能力明显减低甚至死去，使检出率降低。

（2）由于淋病奈瑟菌易自溶，采样后应及时送检，立即将涂片风干染色镜检。

5. 观察镜检

（1）用低倍镜观察全片，选择厚薄适宜的区域，湿片法用高倍镜、染色法用油镜检查，观察标准应一致，避免漏检。

（2）为了提高阳性检出率，滴虫可采用生理盐水悬滴法检查，真菌可采用低速离心浓集法检查。

6. 生物安全　使用后的载玻片置于利器盒中，废弃标本、取样棉拭子等应统一存放于防漏两层黄色塑料袋污物桶中，由专人运送至规定的特种污物处理场进行无害化处理。

【思考题】

1. 阴道分泌物的性状与量的多少与哪些生理因素有关？
2. 阴道分泌物的性状和颜色异常改变有哪些？其临床意义是什么？

（靳　超）

实验三十七　阴道微生态分析

自动化阴道微生态形态学分析仪基于革兰染色形态学方法，通过使用液基制片、自动显微扫描、AI 辅助分析、人工复核的方式对阴道微生物和细胞进行判断和评分。

【实验目的】

1. 了解阴道微生态系统的概念。
2. 掌握阴道微生态形态学分析仪的使用和临床评价分级标准。
3. 学会根据检测结果判断阴道微生态状态以及常见感染的诊断，并解释其临床意义。

【实验原理】

通过对阴道分泌物样本进行自动化液基细胞学制片和革兰染色，再使用显微扫描仪自动扫描 100 ~200 个视野，扫描的数字图像经妇科微生态辅助分析软件 Descartes - Image 进行人工智能辅助分析，给出样本图片中菌群的密集度、多样性、优势菌、Nugent 评分、AV 评分以及各种病原微生物和细胞指标，经人工复核后出具阴道微生态形态学分析报告。

【实验仪器和材料】

1. 仪器

（1）液基细胞和微生物样本制片机（阴道微生态检测专用）

（2）显微图像扫描仪

2. 器材和试剂

（1）一次性采样拭子

（2）液基细胞和微生物检测处理、保存试剂（阴道微生态形态学专用）

（3）仪器配套载玻片

（4）革兰染色液

（5）镜油

【实验步骤】

1. 标本采集和转运 患者取膀胱截石位，用窥器暴露子宫颈。用一次性采样拭子从阴道上 1/3 侧壁旋转刮取分泌物直至头部凹槽中充满分泌物。将拭子头部放入保存液并折断后盖紧管盖，贴上标识后转运至实验室。

2. 液基细胞学制片 将样本管放入液基细胞和微生物样本制片机的样本区，设置样本位置信息，一键开始自动化制片和革兰氏染色。

3. 自动显微扫描和人工智能软件辅助分析 将制备好的玻片放置于显微图像扫描仪的载物台上，设置好扫描区域，开始自动显微图像扫描。扫描完成后妇科微生态辅助分析软件 Descartes – Image 自动对图像进行分析，给出阴道微生态形态学评价报告。

4. 人工复核 根据软件的报告和扫描的图像对报告的指标进行复核，重点复核 Nugent 评分、AV 评分、菌丝、芽生孢子、阴道毛滴虫的结果。

【实验结果】

1. 实验结果记录表

表 37 – 1 实验结果记录表

阴道微生态形态学指标		检测结果	参考区间
菌群密集度			+ + ~ + + +
菌群多样性			+ + ~ + + +
优势菌			革兰阳性大杆菌
AV 评价指标	AV 评分		0 分 ~ 2 分
	乳杆分级		Ⅰ ~ Ⅱa
	白细胞计数		≤10
	白细胞与上皮细胞比例		≤10
	革兰阳性球菌或链球菌		<10
	革兰阴性杆菌		<10
	基底旁上皮细胞比例		<1%
BV 评价指标	Nugent 评分		0 分 ~ 3 分
	革兰阳性大杆菌		>9
	革兰不定小杆菌		<10
	革兰不定弯曲杆菌		<1
VVC 病原学指标	菌丝		阴性
	芽生孢子		阴性
	孢子		阴性
阴道毛滴虫			阴性
微生态分析结论			

2. 阴道微生态形态学评价内容及具体分级标准 分级标准参考《阴道微生态评价的临床应用专家共识》。

（1）菌群密集度　每个视野的平均细菌数，共 4 个等级。

1~9 个为 I 级；10~99 个为 II 级；≥100 个且细菌满视野者为 III 级；成团聚集的细菌覆盖于上皮细胞则为 IV 级。

（2）菌群多样性　细菌种类数，共 4 个等级。

1~3 种为 I 级；4~6 种为 II 级；7~9 种为 III 级；超过 10 种及以上的细菌则为 IV 级。

（3）优势菌　生物量或种群密度最大的细菌。

革兰阳性大杆菌：一般指乳杆菌；革兰阴性短杆菌：一般指加德纳菌等 BV 相关菌；革兰阴性弧形菌：一般指动弯杆菌；革兰阳性球菌或链球菌：一般指无乳链球菌等 AV 相关菌；革兰阴性杆菌：一般指大肠杆菌或肠杆菌科 AV 相关菌；革兰阳性杆菌：双歧杆菌以及部分非典型 BV 相关杆菌。

（4）AV 评分

表 37-2　AV 评分标准

分值	LBG	背景菌落	白细胞数	PBC 所占比例
0	I 或 IIa 级	不明显或溶胞性	≤10/HP	无或 <1%
1	IIb 级	大肠埃希菌类的小杆菌	>10/HP 且 ≤10 个/上皮细胞	1%~10%
2	III 级	球菌或链球菌	>10 个/上皮细胞	>10%

AV 评分≥3 分且有临床症状和（或）体征时，报告为需氧菌性阴道炎。3~4 分为轻度 AV；5~6 分为中度 AV；≥7 分为重度 AV。

（5）Nugent 评分

表 37-3　Nugent 评分标准

分值	乳杆菌 （革兰阳性大杆菌）	加德纳及类杆菌 （革兰不定小杆菌）	动弯杆菌 （革兰不定弯曲杆菌）
0	>30	0	0
1	5-30	<1	1~4
2	1~4	1~4	>5
3	<1	5~30	-
4	0	>30	-

0~3 分报告为正常；4~6 分报告为 BV 中间型；≥7 分即可报告 BV 阳性。

（6）VVC 评价　对菌丝、芽生孢子、孢子三种形态进行"阳性"和"阴性"的报告，检出菌丝或芽生孢子可报告 VVC 阳性。

（7）阴道毛滴虫病检测　对阴道毛滴虫进行"阳性"和"阴性"的报告，检出阴道毛滴虫可报告阴道毛滴虫病阳性。

【注意事项】

1. 标本采集过程中应避免污染，标本量不宜过多或过少，样本标签清晰易识别。

2. 使用具有定量功能的拭子和封闭无菌的保存液管进行保存和转运。

3. 液基细胞和微生物样本制片机样本管放置位置设置需与实际放置位置一致。

4. 显微图像扫描仪扫描过程中避免震动和碰撞。

5. AI 软件自动分析生成的报告必须进行人工复核，重点对 Nugent 评分、AV 评分、菌丝、芽生孢子、滴虫等指标进行确认。

【思考题】

1. 阴道微生态形态学临床评价的方法学基础是什么？
2. 阴道微生态评价可以对哪几种妇科感染进行实验室检测？
3. 人工智能软件辅助分析后的报告重点需要人工复核哪些项目？

（武　玮　汪汝亮）

 实验三十八　精液检查

精液检查是诊断男性不育症最常见的检查方法。通过学习精液检验的理学、化学、显微镜检查等内容，掌握其实验方法及临床意义。

一、精液理学检查

【实验目的】

掌握精液理学检查的内容和方法。

【实验原理】

通过理学方法对精液的量、性状、颜色、透明度和黏稠度、液化时间及其 pH 进行检测。

【实验仪器与材料】

1. **器材**　刻度吸管、尖底离心管、Pasteur 滴管、玻棒、计时器。
2. **仪器**　37℃温箱。
3. **试剂**　精密 pH 试纸（pH 6.0～10.0）。
4. **标本**　新鲜精液。

【实验步骤】

1. **观察颜色及透明度**　肉眼观察刚排出的精液的颜色与透明度，并记录。
2. **记录液化时间**　采集精液后记录采集时间，加盖将其置于 37℃温箱中，每 5～10 分钟观察 1 次，当精液由胶冻状变为流动状液体时，停止计时，此过程所需的时间即为液化时间。
3. **判断黏稠度**
   （1）滴管法　用 Pasteur 滴管吸入液化精液，然后让精液依靠重力滴落，观察拉丝长度，以判断黏稠度。
   （2）玻棒法　用玻棒挑取液化精液，观察有无拉丝、拉丝长度，以判断黏稠度。
4. **测定精液量**　推荐称重法测量精液量，在接收到标本 5 分钟内完成。将收集标本的广口瓶预称重（重量标在瓶身和瓶盖上），直接将标本留取到改良的广口瓶后进行称重，减去瓶子重量，以 1.01g/mL 的精液浓度计算精液量。不推荐使用移液管、注射器和量筒测量精液体积。
5. **测定 pH**　使用测量范围为 6.0～10.0 的 pH 试纸测定其值。

【实验结果】

1. 颜色及透明度　颜色：XX；透明度：XX。

2. 液化时间　液化开始时间：XX，液化结束时间：XX，液化时间为：XX 分钟。

3. pH　XX。

4. 黏稠度　呈水样，形成不连续小滴，拉丝长度 <2cm。

5. 精液量　1.5 ~ 6ml。

【注意事项】

1. 患者　采样前至少禁欲 2 天，但不超过 7 天。需连续 2 ~ 3 次检查者，2 次之间一般应间隔 1 ~ 2 周，但不超过 3 周。

2. 材料　标本容器应为干燥、洁净、大小适宜的广口容器，盛器应不吸水、不渗漏、对精子无毒，最好采用专门的一次性使用商品盛器；盛器必须注明病人姓名和（或）识别号、标本采集时间。

3. 标本　①标本采集：根据医嘱正确采集精液标本，收集全部精液，立即记录采集时间。用于辅助生殖或冷冻保存的标本、微生物分析的标本需要无菌采集。②标本运送：采集标本后立即送检，不能超过 1 小时，送检及检查时应注意保温（20 ~ 37℃）。③要有标本接收、拒收等信息记录制度。

4. 检查

（1）精液 pH 应在精液液化后测量，宜在 30 分钟后进行，不能超过 1 小时，精液放置时间过长，可致其 pH 下降。

（2）精液黏稠度检测应在精液完全液化后进行。

5. 生物安全　精液可能含有危险的传染性病原体，例如：人类免疫缺陷病毒（HIV）、肝炎病毒或单纯疱疹病毒，故精液应作为生物危害品处理。

二、精液显微镜检查

（一）精子活动率、活动力和存活率检查

【实验目的】

掌握精子活动率、活动力和存活率的检查方法。

【实验原理】

将液化后的精液滴在载玻片上，用显微镜观察活动精子所占的百分率和精子的活动能力。精子死亡后，细胞膜的完整性受损，失去屏障功能，易于着色，当活动率 <40%，对精子使用伊红 Y 进行活体染色，根据精子是否着色判断精子是否存活。

【实验仪器与材料】

1. 器材　滴管、载玻片、盖玻片、显微镜。

2. 试剂　伊红 – 苯胺黑 Y 染色液。

配制方法：①伊红 Y：将 0.67g 伊红 Y（颜色指数 45380）和 0.9g 氯化钠（NaCl）溶解在 100 ml 纯水中，稍微加热。②伊红 – 苯胺黑：将 10 g 苯胺黑（颜色指数 50420）加入至 100 ml 伊红 Y 溶液中。③将悬液煮沸，然后冷却至室温。用滤纸（例如 90g/m²）过滤溶液，除去残渣和凝胶状沉淀物，储存在暗色密封玻璃瓶中。

3. 标本　新鲜液化精液。

【实验步骤】

1. 精子活动率检查　将液化的精液标本立即混匀，取 1 滴于载玻片上，加盖玻片静置片刻。在高倍镜下至少观察 5 个视野，观察 100 个精子，计数有尾部活动的精子数。

2. 精子活动力检查　用滴管将完全液化的精液标本混匀，取 1 滴于载玻片上，加盖玻片，静置片刻。在高倍镜下计数 200 个精子，进行活动分级并用百分率表示。精子活动力分级及分级标准：WHO 将精子活动力分为 4 级：①a 级：精子快速向前运动，37℃，精子速度≥25μm/s，或 20℃，精子速度 ≥20μm/s；②b 级：慢速或呆滞地向前运动；③c 级：非前向运动（精子速度＜5μm/s）；④d 级：不运动。

3. 精子存活率检查

（1）湿片法　将完全液化的精液标本混匀，取 1 滴于载玻片上，加等量伊红 Y 染液混匀并加盖玻片，静置 30 秒，高倍镜下计数 200 个精子中不着色的精子（活精子）与着色精子（死精子）的比例。

（2）干片法　将新鲜液化精液和伊红 Y 染液各 1 滴于载玻片上，混匀，1 分钟后推成薄片，自然干燥后在高倍镜下计数 200 个精子中不着色的精子（活精子）与着色精子（死精子）的比例。

【实验结果】

1. 精子活动率　X%。

2. 总活力　X%。

3. 存活率（伊红染色法）　X%。

【注意事项】

1. 标本　①仅在特殊情况下，可使用专门为采集精液而设计的专用避孕套来采集标本。②评估前在原容器中充分混匀精液标本，但不要操作剧烈，以免产生气泡。

2. 操作　①制备湿片时该载玻片最好预热至 37℃，温度过低，精子活动率、活动力下降。②为保证检查结果的准确性，对 2 个不同的新鲜制备湿片进行重复精子活力评估。

3. 其他　见"精液理学检查"注意事项。

（二）精子计数

【实验目的】

掌握手工精子计数的方法和注意事项。

【实验原理】

精液固定稀释液中碳酸氢钠可破坏精液黏稠度，甲醛可杀死和固定精子。液化的精液标本经稀释液稀释后，充入改良 Neubauer 计数板计数池中，在显微镜下计数一定范围内的精子数量，换算成每升精液中的精子数。

【实验仪器与材料】

1. 器材　刻度吸管、洗耳球、小试管、微量吸管、乳胶吸头、干脱脂棉、改良 Neubauer 血细胞计数板、盖玻片、稠布、显微镜。

2. 试剂 精子固定稀释液（碳酸氢钠5g，40%甲醛1ml，加蒸馏水至100ml，待完全溶解过滤后使用）。

3. 标本 新鲜液化精液。

【实验步骤】

1. 稀释精液 取稀释液0.38 ml 于小试管内，加入混匀的液化精液20μl，充分混匀。

2. 充池 取混匀的稀释精液1滴充入计数池，静置1～2分钟，待精子下沉后，以精子头部作为基准进行计数。

3. 计数 在高倍镜下计数中央大方格内四角及中央共5个中方格内的精子数。

4. 计算

$$精子数 = N \times 5 \times 10 \times 20 \times 10^6/L = N \times 10^9/L$$
$$精子总数 = 精子数/L \times 精液量（ml）\times 10^{-3}。$$

N：5个中方格内数得的精子数；

×5：将5个中方格精子数换算成1个大方格精子数；

×10：将1个大方格精子数换算成1μl精液内精子数；

×20：精液的稀释倍数；

×10^6：1μl换算成1L。

【实验结果】

精子计数：XX×10^9/L；精子总数：XX×10^6/每次射精。

【注意事项】

1. 精液标本必须完全液化，吸取精液前彻底混匀标本，但防止产生过多气泡。

2. 如低倍镜、高倍镜检查均未发现精子，应将标本离心后取沉淀物再次图片检查，若仍无精子，才能报告"无精子"。

3. 计数时以头部为基准，应计数完整结构的精子（有头和尾），有缺陷的精子（无头或尾）不计数在内，若数量多时应分开计数并记录；最好计数400个以上的精子，使计数精密度能到5%。

4. 出现1次异常结果，应间隔1周后复查，反复检查2次以上后方能得到比较准确的结果。

5. 其他见"精液理学检查"注意事项。

（三）精子形态检查

【实验目的】

掌握精子形态及其检查方法，能正确辨认正常和各种异常精子的形态。

【实验原理】

将液化精液涂片，经巴氏染色，油镜下观察计数200个精子，报告正常或异常形态精子的百分率。

【实验仪器与材料】

1. 器材 载玻片、显微镜、香柏油。

2. 试剂 巴氏染液。

3. 标本 新鲜液化精液。

【实验步骤】

1. 制备涂片 将液化精液 1 滴滴在载玻片上，采用压拉涂片或推片法制片，自然干燥。

2. 固定 用等量的 95% 乙醇和乙醚混合液固定 5～15 分钟。

3. 染色 改良巴氏法染色。

4. 显微镜检查 低倍镜下观察涂片、染色情况，油镜下观察 200 个精子，计算正常和异常精子百分率。

5. 结果判断

异常精子：精子形态异常与评价（见表 38 - 1）。

表 38 - 1 精子形态异常与评价

异常	评价
头部异常	有大头、小头、锥形头、梨形头、双头、无定形头、空泡样头、无顶体头等
体部异常	有不规则、体部膨胀、弯曲中段、异常薄中段等
尾部异常	常见有无尾、短尾、断尾、长尾、双尾、卷尾、发卡形尾等
其他异常	如胞质小滴异常，通常位于中段的胞质小滴大于正常精子头部的一半，精子头、体、尾均有或其中两者有不同程度的异常

6. 报告方式 正常形态精子 X %，有无异常形态精子及其类型和百分率。

【实验结果】

正常形态精子 X %。

【注意事项】

1. 制备涂片 精液液化后充分混匀标本，涂片厚薄要适宜；如果精子浓度 $>10 \times 10^9/L$，可直接涂片观察其形态；如精子浓度 $<10 \times 10^9/L$，则应将标本 2000r/min 离心 15 分钟后，取沉淀物涂片检查。

2. 显微镜观察 所有形态学处于临界状态的精子均为异常。正常形态的精子并不意味着不会有病理学的改变。同时也要注意有无红细胞、白细胞、上皮细胞、肿瘤细胞，有无未成熟生殖细胞，即生精细胞，如发现未成熟的生殖细胞，应计数 200 个生殖细胞（包括精子），计算其未成熟生殖细胞百分率，正常应小于 1%。

3. 其他 见"精液理学检查"注意事项。

（四）计算机辅助精子分析

【实验目的】

熟悉计算机辅助精子分析系统的原理和分析参数。

【实验原理】

通过将摄像机与显微镜相接，实现对显微镜下的精子的运动图像或静态图像进行连续拍摄，跟踪和确定精子的活动，所获得的图像输入计算机，计算机的操作软件根据设定的精子大小和灰度、精子运动位移及精子运动的有关参数，对采集到的图像进行动态分析处理，得出精子浓度、活力、活率和运动轨迹等有关参数。

【实验仪器与材料】

1. 器材 CASA 系统（包括显微镜/相差显微镜、恒温装置、Microcell 专用精子计数板、CCD 摄像系统、计算机分析处理系统、打印机和监视器组成图像处理系统）、吸管等。

2. 标本 新鲜精液。

【实验步骤】

1. 开机 接通电源，打开 CASA 系统。

2. 预热 将 Microcell 精子计数板预热至 37℃。

3. 加精液及预温 取液化精液滴入预热的 Microcell 精子计数板，37℃保温 2 分钟，置于显微镜操作平台上开始检测。

4. 点击"活动显示"菜单 点击"活动显示"菜单，调节好显微镜焦距，待测标本的精子运动实时图像可通过摄像头传入显示器显示出来。

5. 点击"计算分析"菜单 点击"计算分析"菜单，选择计算参数，系统进入自动分析 状态，图像显示区内给出的精子分割图像。

6. 打印报告 根据需要打印分析报告。CASA 系统分析的参数主要分 3 类：①运动精子浓度。②精子活力参数：包括平均跨径速度（VAP）、轨迹速度（VCL）、直线运动速度（VSL）及鞭打频率（BCF）。③精子运动方式速度：包括直线性（LIN）、前向性（STR）、精子侧摆幅度（ALH）、摆动性（WOB）及平均移动角度（MAD）。

【注意事项】

1. 精子浓度在（$20 \sim 50$）$\times 10^9$/L 的范围内时结果较为理想，精子浓度过高，标本应当稀释，还应在培养基中加入牛血清白蛋白（0.3g/L）和葡萄糖（1g/L），以防止因标本稀释而造成精子运动改变；精子浓度过低时应多检查几个视野。

2. 计算精子活动率时，精子只有发生了一定的位移，CASA 系统才认为是活动精子，而对原地摆动的精子则判定为不活动精子，其结果常低于实际结果。

3. CASA 系统测定的是单个精子的运动参数，缺乏对精子群体的了解；CASA 系统识别精子的准确性易受到精液中细胞和颗粒物质的影响。

4. 其他见"精液理学检查"注意事项。

【思考题】

1. 精子计数公式如何解释？
2. 常见异常形态精子有哪些？

（靳 超）

书网融合……

微课/视频 1　　　微课/视频 2

第七章 体腔液检验

 实验三十九 脑脊液理学检查

脑脊液理学检查是脑脊液检查的第一步,包括颜色、透明度及凝固性。脑脊液理学性状改变因疾病的变化而不同。

【实验目的】

掌握脑脊液理学检查的原理、方法和结果分析。

【实验原理】

肉眼观察脑脊液的颜色、透明度和凝块或薄膜的形成情况。

【实验仪器和材料】

1. 器材 无菌小试管。
2. 标本 新鲜脑脊液。

【实验步骤】

1. 观察颜色 肉眼观察脑脊液的颜色,分别以无色、红色、乳白色、黄色、绿色、褐色或黑色等颜色如实报告。
2. 观察透明度 黑色背景下肉眼观察脑脊液的透明度,分别以清晰透明、微浑、浑浊等文字如实报告。
3. 观察凝块或薄膜 适当倾斜试管,肉眼仔细观察脑脊液有无凝块、沉淀或薄膜形成,分别以无凝块、有凝块、有薄膜等如实报告。

【实验结果】

1. 颜色 无色。
2. 透明度 清晰透明。
3. 薄膜或凝块 无凝块、无沉淀(放置 12~24 小时不形成薄膜)。

【注意事项】

1. 标本采集 立即送检,送检时间一般不超过 1 小时。采集的脑脊液分装于 3~4 个无菌试管中,每管 3~5ml。第 1 管用于化学或免疫学检查,第 2 管用于病原生物学检查,第 3 管用于细胞计数和细胞分类计数检查。若做细胞病理学检查,宜采集第 4 管标本。
2. 观察结果 如疑为结核性脑膜炎,应将标本于 2~4℃ 静置 12~24 小时,再观察脑脊液表面有无薄膜形成。

3. 血性脑脊液鉴别 血性脑脊液是新鲜性出血还是陈旧性出血鉴别要点。

①对比3管脑脊液标本，如第1管为血性，后2管颜色逐渐变浅，离心后上清液为无色透明且红细胞全部沉至管底，红细胞形态无变化，为穿刺损伤出血。②3管脑脊液颜色对比无区别，离心后上清液为红色、黄褐色或柠檬色，显微镜检查红细胞形态呈皱缩状，多为蛛网膜下隙出血或脑室出血。

4. 生物安全 标本的采集、转运、检查和实验后处理应按照《临床实验室废物处理原则》（WS/T/249 – 2005）中的方法处理实验后的残余标本和所用器械，并注意个人生物安全防护。

【思考题】

1. 如怀疑结核性脑膜炎可采取哪些方法提高阳性检出率？
2. 脑脊液标本的采集和转运，应注意什么问题？

（李　沛）

 实验四十　脑脊液显微镜检查

脑脊液显微镜检查包括细胞总数、白细胞和白细胞分类计数，脑脊液细胞数可用于评估中枢神经系统病变是否感染、出血或其他病理变化，其细胞增多程度及细胞种类与病变的性质有关。

【实验目的】

掌握脑脊液显微镜检查的原理、方法和结果分析。

【实验原理】

1. 细胞总数计数 通过计数一定体积内细胞总数，经换算求出每升脑脊液中的细胞总数。

2. 白细胞计数 通过计数一定体积内白细胞数，经换算求出每升脑脊液中的白细胞数。

3. 白细胞分类计数 通过脑脊液标本染色分类计数，计算出各种细胞数量或百分比。

【实验仪器和材料】

1. 器材 改良 Neubauer 血细胞计数板、盖玻片、小试管、干脱脂棉、洗耳球、微量吸管、胶吸头、载玻片、显微镜、离心机等。

2. 试剂 生理盐水或红细胞稀释液、冰乙酸、白细胞稀释液、瑞氏或瑞 – 吉复合染色液。

3. 标本 新鲜脑脊液。

【实验步骤】

1. 细胞总数计数

（1）直接计数法 用于清晰透明或微浑、细胞数量不多的脑脊液标本。操作流程为充池、计数、计算。

①充池：将脑脊液标本混匀，用微量吸管吸取适量直接充入改良 Neubauer 血细胞计数板上、下2

个计数室内。

②计数：静置 5 ~ 10 分钟，待细胞沉降后，在低倍镜下计数上、下 2 个计数室内四角和中央大方格共 10 个大方格内的细胞数。

③计算：细胞总数/L = 10 个大方格的白细胞总数 $\times 10^6$。

（2）稀释计数法　适用于浑浊或血性、细胞较多的脑脊液标本。操作流程为稀释、充池、计数、计算。

①稀释：用微量吸管吸取混匀的脑脊液适量，加入盛有生理盐水或红细胞稀释液的小试管中进行一定倍数稀释。

②充池：将稀释后的脑脊液混匀后，吸取直接充入计数室内。

③计数：静置 5 ~ 10 分钟，待细胞沉降后，低倍镜下计数四角 4 个大方格内的细胞总数。

④计算：细胞总数/L = $\dfrac{4 \text{ 个大方格内的细胞总数}}{4} \times 10 \times \text{稀释倍数} \times 10^6$。

2. 白细胞计数

（1）直接计数法：适用于清晰透明、微浑、细胞总数不高的脑脊液标本。

①溶解红细胞：加入冰醋酸 1 ~ 2 滴于小试管中，转动试管使其内壁附着少量冰醋酸，倾去多余冰醋酸，然后加入混匀的脑脊液 3 ~ 4 滴，混匀，放置数分钟使红细胞完全破坏溶解。

②充池：用微量吸管吸取适量混匀后的脑脊液直接充入 2 个计数室内。

③计数：静置 5 ~ 10 分钟，待细胞沉降后，低倍镜下计数 2 个计数室内四角和中央大方格共 10 个大方格内的白细胞数。

④计算：白细胞总数/L = 10 个大方格的白细胞数 $\times 10^6$。

（2）稀释计数法　适用于浑浊或白细胞数较高的脑脊液标本。

①稀释：用微量吸管吸取适量混匀的脑脊液，加入白细胞稀释液的小试管中稀释一定倍数，混匀，静置数分钟使红细胞完全溶解破坏。

②充池：将混匀后的稀释脑脊液用微量吸管吸取，充入计数室内。

③计数：静置 5 ~ 10 分钟，待细胞沉降后，在低倍镜下计数四角 4 个大方格内的白细胞数。

④计算：白细胞总数/L = $\dfrac{4 \text{ 个大方格内的细胞总数}}{4} \times 10 \times \text{稀释倍数} \times 10^6$。

3. 白细胞分类计数

（1）直接分类法　白细胞计数后，转高倍镜进行白细胞分类计数。根据有核细胞形态将细胞分为单个核细胞（淋巴细胞、单核细胞、内皮细胞）和多个核细胞，共计数 100 个有核细胞，计算单个核细胞和多个核细胞所占百分比。

（2）涂片染色分类　若直接分类不易区分白细胞，可将脑脊液以 1000r/min 离心 5 分钟，取沉淀物 2 滴，加正常血清 1 滴，混匀后制成均匀薄涂片。置于室温或 37℃ 恒温箱内干燥，经改良瑞氏或瑞 - 吉复合染色液染色，在高倍镜或油镜下进行分类计数，白细胞分类计数以百分比表示。细胞类型无法确定时，将其归入"非典型细胞"，并在报告中描述。若发现疑似肿瘤细胞应通知临床做细胞病理学检查。

【实验结果】

1. 细胞总数　X $\times 10^6$/L。

2. 白细胞数　X $\times 10^6$/L。

3. 白细胞分类　单个核细胞 X% ，多个核细胞 X% 。

【注意事项】

1. 操作过程

（1）在白细胞直接计数法中，避免残留冰乙酸稀释脑脊液标本使细胞计数结果偏低。

（2）染色分类计数时，标本采集后4小时内完成细胞涂片；标本离心时的离心力不宜过大、时间不宜过长，以减少细胞的破坏和变形。有条件可采用玻片离心法、细胞室沉淀法收集细胞，以提高计数准确性。

2. 白细胞校正　为了消除因出血等因素影响白细胞计数结果，血性脑脊液标本的白细胞计数必须进行校正。校正方法是分别计数血液红细胞数量、白细胞数量、脑脊液细胞总数及白细胞数量，用下列公式进行校正。

$$校正后脑脊液\,WBC\,数/L\,=\,校正前脑脊液\,WBC\,数\,-\,\frac{脑脊液\,RBC\,数\,\times\,血液\,WBC\,数}{血液\,RBC\,数}$$

3. 细胞鉴别　注意鉴别新型隐球菌与白细胞、红细胞区别。

4. 生物安全　改良 Neubauer 血细胞计数板应用75%乙醇浸泡消毒60分钟。

【思考题】

1. 如何区分脑脊液中的新型隐球菌、白细胞和红细胞？
2. 脑脊液细胞计数及分类计数的方法学评价及临床意义。

（李　沛）

实验四十一　脑脊液蛋白质定性检查

脑脊液蛋白质含量增高，是血－脑屏障被破坏的标志，常见于中枢神经系统炎症、神经根病变、椎管内梗阻等疾病，颇受临床医生重视。

一、潘迪试验

【实验目的】

掌握潘迪试验（Pandy 试验）原理、方法、结果判断。

【实验原理】

脑脊液中蛋白质与苯酚结合，形成不溶性蛋白盐而出现白色浑浊或沉淀，浑浊程度与球蛋白的含量相关。

【实验仪器和材料】

1. 器材　小试管、滴管、胶吸头、刻度吸管、洗耳球。

2. 试剂　饱和苯酚溶液：取苯酚10 ml（有结晶时，先置于56℃水浴箱中加热助溶），加蒸馏水至100 ml，充分混匀，放入37℃温箱中数小时，见底层有苯酚析出时，取上层饱和苯酚溶液于棕色瓶中，同时避光保存。

3. 标本 新鲜脑脊液。

【实验操作】

1. 加试剂 取饱和苯酚溶液 2ml 于洁净的小试管中。

2. 加标本 用滴管垂直加入脑脊液 1~2 滴。

3. 观察结果 立即在黑色背景下观察有无白色沉淀或混浊程度。

4. 结果判断 见（表 41 – 1）

表 41 – 1　脑脊液潘迪试验的结果判断

结果	判断标准
–	清晰透明，不显雾状
±	仅黑色背景下呈微白色雾状
+	灰白色云雾状
+ +	白色浑浊或白色薄云状沉淀
+ + +	白色絮状沉淀或白色浓云块
+ + + +	立即形成白色凝块

【实验结果】

阴性或弱阳性。

【注意事项】

1. 试剂 苯酚试剂的纯度可直接影响检测结果，应定期更换试剂。当室温低于10℃时，应将苯酚试剂保存在37℃温箱中，否则试剂饱和度下降可导致假阴性结果。

2. 标本 若穿刺过程中出血，血清蛋白混入可引起假阳性；如果标本中红细胞过多，应离心沉淀取上清液检测。

3. 操作 加标本时，用滴管将待检标本垂直加于小试管中，注意滴管不要倾斜、不要接触试管壁，以免影响结果。

4. 阳性对照 取正常脑脊液或配制与正常脑脊液基本成分相似的基础液中加不同浓度值的球蛋白，可作为阳性对照。

5. 生物安全 见脑脊液理学检查。

【思考题】

1. 影响潘迪试验（Pandy 试验）结果可靠性的因素有哪些？如何控制？

2. 评价潘迪试验（Pandy 试验）蛋白质定性方法的优缺点。

（李　沛）

实验四十二　浆膜腔积液理学检查

浆膜腔积液理学检查包括浆膜腔积液的颜色、透明度和凝固性及比重的测定，从而判断浆膜腔积液的性质。

【实验目的】

掌握浆膜腔积液理学检查的原理、方法和结果判断。

【实验原理】

通过肉眼观察浆膜腔积液的颜色、透明度、凝固性及测定比重。

【实验仪器和材料】

1. 器材　试管、试管架、比重计（比重计浮标与比重筒）。
2. 标本　新鲜浆膜腔穿刺液。

【实验步骤】

1. 肉眼观察外观性状
（1）颜色　观察浆膜腔积液的颜色，根据颜色的不同如实报告结果。
（2）透明度　黑色背景下观察浆膜腔积液透明度，根据观察到的透明度如实报告结果。
（3）凝固性　倾斜浆膜腔积液试管，肉眼观察有无凝块形成，并如实报告。
2. 测定比重
参照尿液比重测定操作方法（注意测定比重需留取足够标本量）。

【实验结果】

1. 颜色与透明度　淡黄色，清晰透明，无凝块。
2. 比重　X. XX。

【注意事项】

1. 标本　采集标本时加入 100mg/ml EDTA 盐抗凝剂（每 0.1ml 抗凝剂可抗凝 6ml 标本），以防标本凝固。另留一管不加抗凝剂的标本，用来观察有无凝固性。
2. 操作　加标本时沿筒壁缓慢倒入比重筒中并避免产生气泡。
3. 结果　在观察凝块形成时，标本中可能会因含有纤溶酶，使纤维蛋白溶解，导致积液不凝固而看不到凝块，应结合其他实验检测结果综合分析。
4. 生物安全　按照《临床实验室废物处理原则》（WS/T/249 - 2005）中的方法处理试验后的残余标本和所用器械，避免潜在生物危害和环境污染。

【思考题】

1. 浆膜腔积液理学性状改变与临床意义。

2. 从漏出液与渗出液产生机制来分析浆膜浆积液理学性状的改变与临床意义？

（李　沛）

 实验四十三　浆膜腔积液显微镜检查

浆膜腔积液显微镜检查包括细胞总数、白细胞计数、白细胞分类计数，是判断浆膜腔积液性质的筛查指标。脱落细胞学检查对于诊断积液性质及肿瘤来源具有重要价值。

【实验目的】

掌握浆膜腔积液显微镜检查的原理、方法和结果判断。

【实验原理】

1. 细胞总数计数　通过计数一定范围内的细胞数，计算浆膜腔积液标本中细胞总数。

2. 有核细胞计数　通过计数一定范围内的有核细胞数，计算浆膜腔积液标本中白细胞数。

3. 有核细胞分类计数　通过浆膜腔积液标本染色分类计数，计算出各种细胞数量或百分比。

【实验仪器和材料】

1. 器材　小试管、试管架、刻度吸管、洗耳球、微量吸管、乳胶吸头、干脱脂棉、改良 Neubauer 血细胞计数板、盖玻片、绸布、显微镜、载玻片、擦镜纸。

2. 试剂　生理盐水或红细胞稀释液、白细胞稀释液、冰醋酸、瑞氏或瑞 – 吉复合染色液、香柏油、清洁液。

3. 标本　新鲜浆膜腔穿刺液。

【实验步骤】

1. 细胞总数计数　计数方法同脑脊液显微镜检查。

（1）直接计数法（适用于清晰透明、微浑或细胞数量不多的浆膜腔积液）

①充池：将混匀的浆膜腔积液直接充入改良 Neubauer 血细胞计数板 2 个计数室。

②计数：计数 2 个计数室内四角和中央大方格共 10 个大方格的细胞总数。

③计算：10 个大方格的细胞总和即为每微升（μl）浆膜腔积液的细胞总数，$\times 10^6$ 换算为每升（L）浆膜腔积液的细胞总数。

（2）稀释计数法（适用于浑浊的或细胞数量过多的浆膜腔积液）

①稀释：用生理盐水或红细胞稀释液将浆膜腔积液标本按一定倍数进行稀释。

②充池：将混匀后的浆膜腔积液充入改良 Neubauer 血细胞计数室内。

③计数：低倍镜下计数 2 个计数室内四角和中央大方格共 10 个大方格的细胞总数。

④计算：10 个大方格的细胞总和乘以稀释倍数即为每微升（μl）浆膜腔积液的细胞总数，$\times 10^6$ 换算为每升（L）浆膜腔积液的细胞总数。

2. 有核细胞计数　计数方法同脑脊液显微镜检查。

（1）直接计数法（适用于清晰透明、微浑或细胞数量不多的浆膜腔积液）

①溶解红细胞：加入冰醋酸 1~2 滴于小试管中，转动试管使其内壁附着少量冰醋酸，倾去多余冰醋酸；加入混匀的浆膜腔积液 3~4 滴，混匀，放置数分钟后使红细胞溶解。

②充池与计数：将已溶解红细胞的浆膜浆积液标本充入改良 Neubauer 血细胞计数室。计数 2 个计数室内四角和中央大方格共 10 个大方格内的有核细胞数。

③计算：10 个大方格的细胞总数即为每微升（μl）浆膜腔积液的有核细胞总数，×10^6 换算为每升（L）浆膜腔积液的有核细胞总数。

（2）稀释计数法（适用于浑浊的或细胞数量过多的浆膜腔积液）

①稀释：用白细胞稀释液将浆膜腔积液按一定倍数稀释，充分混匀，静置数分钟后使红细胞溶解破坏。

②充池与计数：混匀后的浆膜腔积液充入改良 Neubauer 血细胞计数室。计数 2 个计数室内四角和中央大方格共 10 个大方格的有核细胞数。

③计算：10 个大方格的细胞总数乘以稀释倍数即为每微升（μl）浆膜腔积液的有核细胞总数，×10^6 换算为每升（L）浆膜腔积液的有核细胞总数。

3. 有核细胞分类计数

（1）直接分类法　有核细胞计数后，根据细胞形态和细胞核形态将分为单个核细胞（包括淋巴细胞、单核细胞、间皮细胞）和多个核细胞。计数至少 100 个细胞，分别计数单个核细胞和多个核细胞所占百分比。有核细胞不足 100 个，可直接写单个核和多个核细胞的具体数量。

（2）涂片染色分类法　将浆膜腔积液离心 5 分钟（1000r/min），取其沉淀物制成均匀薄涂片，置于室温或 37℃ 恒温箱内干燥。用瑞氏或瑞-吉复合染色液染色，在油镜下进行分类计数，其结果以百分比表示。若发现可疑恶性细胞时，应及时通知临床做细胞病理学检查；发现结晶时，应在报告中注明。

【实验结果】

1. 细胞总数　X×10^6/L。
2. 有核细胞数　X×10^6/L。
3. 有核细胞分类　X%。

【注意事项】

1. 标本　标本采集后应立即送检，避免细胞破坏、变形或标本凝固。

2. 操作

（1）在进行有核细胞直接计数法时，应尽量去除试管中冰醋酸，否则可造成标本稀释导致计数结果偏低。

（2）有凝块的标本不能用于细胞计数和分类计数，但可用于细胞病理学检查，需先轻轻搅动凝块释放出细胞并进行洗涤处理。

（3）因穿刺损伤引起的血性浆膜腔积液，参照脑脊液显微镜检查白细胞计数校正。

（4）染色分类时，标本的离心速度不能过快，时间不能过长，以免影响结果；涂片不能高温固定，且固定时间不能过长，以免细胞皱缩影响结果。在分类过程中若发现间皮细胞和不能分类的异常细胞应另外描述。用苏木素-伊红或巴氏染色查找肿瘤细胞。

3. 生物安全　改良 Neubauer 血细胞计数板使用后应用 75% 乙醇浸泡消毒 60 分钟，勿用苯酚消毒，以免损伤计数板刻度。

【思考题】

1. 浆膜腔积液有核细胞计数的影响因素有哪些？如何控制？
2. 血性浆膜腔积液常见于哪些疾病？如何鉴别？

（李　沛）

 ## 实验四十四　浆膜腔积液黏蛋白定性检查

浆膜腔积液蛋白质的变化对鉴别漏出液与渗出液及查找浆膜腔积液的产生原因有重要意义。

【实验目的】

掌握浆膜腔积液黏蛋白定性试验（Rivalta test）的原理、方法和结果判断。

【实验原理】

浆膜腔上皮细胞受到炎症等因素的刺激会分泌大量的浆膜黏蛋白，浆膜黏蛋白是一种酸性糖蛋白，在 pH 3~5 的稀醋酸溶液中可出现白色雾状沉淀。

【实验仪器和材料】

1. 器材　100 ml 量筒、滴管。
2. 试剂　冰醋酸、蒸馏水。
3. 标本　新鲜浆膜腔穿刺液。

【实验步骤】

1. 配试剂　在 100ml 量筒中加入 100ml 蒸馏水，滴加冰醋酸 0.10ml，充分混匀（pH 3~5），静置数分钟。
2. 加标本　用滴管吸取浆膜腔积液，靠近量筒液面垂直逐滴轻轻滴下。
3. 观察结果　立即在黑色背景下，观察有无白色云雾状沉淀发生及其下降程度等。
4. 结果判断　见（表 44-1）。

表 44-1　浆膜腔积液蛋白定性试验结果判断

判断标准	报告方式
清晰不显雾状	-
渐呈白色雾状	±
加标本后立即呈白色云雾状	+
加标本后呈白色薄云状浑浊	+ +
加标本后呈白色浓云状	+ + +

【实验结果】

阴性或阳性。

【注意事项】

1. 试剂　加入冰醋酸和蒸馏水后应充分混匀，否则结果产生假阴性。

2. 标本　血性浆膜腔积液应离心后取上清液进行试验。

3. 操作　加标本时，将待检标本靠近量筒液面垂直逐滴轻轻滴下，注意滴管不要接触量筒壁、不要倾斜，以免影响结果。

4. 阳性对照　实验应设阳性对照，根据漏出液主要成分制备基础液并加入不同量的黏蛋白作为阳性对照。

5. 结果观察　若球蛋白含量过高（如肝硬化腹水）会产生假阳性结果。因球蛋白不溶于水，鉴别时可将标本滴入未加冰醋酸的蒸馏水中，可出现白色云雾状沉淀。

6. 生物安全　见浆膜腔积液理学检查。

【讨论】

1. 渗出液和漏出液的鉴别要点。
2. 黏蛋白定性试验的影响因素有哪些？如何控制？

（李　沛）

 实验四十五　关节腔积液的显微镜检查

关节腔积液的细胞计数可初步区分炎症和非炎症积液。特殊细胞的形态特点对疾病的诊断有重要意义。

【实验目的】

掌握关节腔积液显微镜检查的原理、方法和结果判断。

【实验原理】

1. 细胞总数　见脑脊液和浆膜腔积液显微镜检查。

2. 细胞分类　见脑脊液和浆膜腔积液显微镜检查。

3. 结晶检查　关节腔积液涂片后用显微镜观察结晶的形态。

【实验仪器和材料】

1. 器材　小试管、试管架、刻度吸管、洗耳球、微量吸管、乳胶吸头、干脱脂棉、改良 Neubauer 血细胞计数板、盖玻片、绸布、显微镜、载玻片、擦镜纸。

2. 试剂　生理盐水、红细胞稀释液、冰醋酸、香柏油、清洁液、瑞氏或瑞－吉复合染色液、10g/L

皂素生理盐水或 0.3mol/L NaCl 或 0.1mol/L HCl 溶液。

3. 标本 新鲜关节腔积液。

【实验步骤】

1. 细胞总数计数

（1）直接计数法

1）充液：微量吸管吸取适量的混匀关节腔积液直接充入改良 Neubauer 血细胞计数板的上、下 2 个计数室。

2）计数：静置 5～10 分钟，在低倍镜下观察，计数 2 个计数室内四角和中央大方格共 10 个大方格的细胞总数。

3）计算：10 个大方格的细胞总和即为每微升（μl）关节腔积液的细胞总数，$\times 10^6$ 换算为每升（L）关节腔积液的细胞总数。

（2）稀释计数法

1）稀释：若关节腔积液为非血性标本，则用生理盐水或红细胞稀释液对标本稀释一定倍数。若关节腔积液为血性标本，则用 10 g/L 皂素生理盐水（或 0.3mol/L NaCl 或 0.1mol/L HCl 溶液）对标本稀释一定倍数，同时破坏红细胞。

2）充液、计数：吸取适量的关节腔积液充入改良 Neubauer 血细胞计数板的上、下 2 个计数室，静置 5～10 分钟，在低倍镜下计数 10 个大方格的细胞总数。

3）计算：细胞总数/L = 10 个大方格的细胞总数×稀释倍数×10^6。

2. 细胞分类计数 将关节腔积液直接涂片或将关节腔积液离心 5 分钟（1000r/min），取其沉淀物制成均匀薄涂片，置于室温或 37℃恒温箱内干燥。经瑞氏染液或瑞－吉复合染色液染色。在油镜下进行分类计数，其结果以百分比表示。若发现不能分类的异常细胞，应另行描述报告。

3. 结晶检查 将关节腔积液直接涂片或离心 5 分钟（1000r/min），取其沉淀物制成均匀薄涂片，盖上盖玻片，显微镜观察。

【实验结果】

无红细胞；无结晶；白细胞数：$X\times 10^6$/L；细胞分类：X%。

【注意事项】

1. 标本

（1）显微镜检查宜采用每毫升肝素钠 25 单位抗凝标本（不可采用肝素锂、草酸盐或 EDTA 干粉，以免人为形成结晶，干扰显微镜检查）。

（2）标本黏稠度高，检测前需用透明质酸酶温育消化处理。

2. 操作

（1）若关节腔积液内细胞数量少时，应增加计数区域。

（2）标本离心速度不宜太快，否则会导致细胞发生变形；必要时可采用细胞玻片离心沉淀仪收集细胞，提高细胞分类的准确性。

（3）关节腔积液除了有单核细胞、中性粒细胞、淋巴细胞等细胞外，还有其他一些特殊细胞，如狼疮细胞（LE 细胞）、类风湿细胞（ragocyte）或赖特细胞（Reiter cell）等。狼疮细胞（LE 细胞）：在狼疮因子的作用下，受累的白细胞核变成肿胀的"游离均匀体"，中性粒细胞吞噬 1 个或多个淡红色的"均匀体"，胞核被挤到一遍，形成狼疮细胞；类风湿细胞（ragocyte）：胞质中含有 10～20 个直径在 0.5～1.5μm 的黑色颗粒，由 IgM、IgG 和补体组成的中性粒细胞，颗粒主要分布在细胞边缘；赖特细胞（Reiter cell）：为吞噬了退化变性的中性粒细胞的单核 – 巨噬细胞。

（4）染色分类计数，若发现不能分类的异常细胞应另外描述，用 HE 或 Papanicolaou 染色查找肿瘤细胞。

3. 结晶检查　结晶检查所用的盖玻片和载玻片需用乙醇处理后并清洁干净后再用擦镜纸仔细擦干，以防外来颗粒杂志的干扰。

【思考题】

1. 关节腔积液常见的结晶特征及临床意义。
2. 分析关节腔积液显微镜检查的影响因素，如何控制？

（李　沛）

书网融合……

微课/视频 1　　　　微课/视频 2　　　　微课/视频 3　　　　微课/视频 4

第八章　脱落细胞检验

 实验四十六　脱落细胞学检查标本制备技术

脱落细胞学检查，以人体各种体腔（如胸腔、腹腔、关节腔等）积液或含腔道器官（气管、食管、生殖道、泌尿道等）黏膜、组织表面脱落或刮取的细胞制作成涂片，并进行适当染色后作显微镜观察，临床主要用于各类肿瘤相关病变的诊断。标本制备的关键步骤包括样本浓缩和涂片制作。

【实验目的】

掌握脱落细胞学样本类型和制备技术。

【实验原理】

仔细观察并认真记录送检样本的色泽、性状及数量等，利用离心沉降法析出脱落细胞，掌握多种细胞学制片方法。

【实验仪器和材料】

1. **器材**　一次性吸管，黏附载玻片，50ml 锥形离心管，离心机。
2. **试剂**　冰醋酸酒精液配置　用移液管准确吸取冰醋酸 3ml 加至 97ml 95% 乙醇中，混匀即可备用。
3. **标本**　自然脱落标本（如：尿液、乳头分泌物等），非自然脱落标本（如：支气管灌洗液、子宫颈、阴道刷取细胞），细针穿刺细胞标本（浆膜腔积液、浅表或深部包块穿刺细胞液）。

【实验步骤】

1. **样本浓缩**

（1）送检样本静置 15～30 分钟后，取底部液体 20～50ml 进行离心沉淀处理（每样本 1～2 支离心管）。

（2）将送检样本沉淀的底部液体倒入 50ml 一次性锥形离心管，使用具有自动平衡功能的垂直离心机离心处理。

（3）初次离心建议 2500～3000r/min 转速离心 5 分钟。

（4）沉淀的血液含量大于沉淀物的 1/2 时，建议使用清洗步骤，即使用冰醋酸酒精液处理，并进行第二次离心沉淀。

2. **涂片制作**

（1）直接涂片制作　①尽量弃净上清液，使得沉淀物中残留的液体尽可能少；②用吸管提取沉淀物，直接涂片或用二张玻片对拉涂片，动作软柔快速；③沉淀物量丰富时（＞2ml）选择上三分之一沉淀物量进行涂片制作，量较少时尽量全部提取并制作涂片。④每例每次涂片不少于 2 张。如果同时需制作液基制片可减少制作常规涂片数量。

（2）液基制片（Liquid - Based Cytologic Preparation，LBP）制作　沉淀物量较多时（> 2mL）吸取沉淀物上 1/2 放入液基保存瓶，预固定等处理；量较少时（< 2mL）则将沉淀物全部放入液基保存瓶进行预固定处理。按照不同的液基制片方法（微孔膜过滤或离心沉降制片技术）制片 1～2 张。

【注意事项】

1. 针对不同的样本，可针对性采用不同的涂片方法，包括推片式、直线方向涂抹式、顺时针或撕拉式涂片等。

2. 涂片要求手法轻柔、防止挤压损伤细胞、细胞分布均匀、厚薄适度。

3. 液基制片细胞尽量均匀、厚薄适度、平铺，避免拥挤重叠或涂片空洞、中央空晕等现象。

4. 合格的脱落细胞检查标本应细胞人为假象少，背景清晰，能有效处理过多的炎症、血液和粘液等成分。

【思考题】

1. 如何根据采集样本的类型不同选择合适的细胞制片方法？

2. 涂片中如何操作才能确保制出均匀、薄层、平铺的满意涂片？

3. 送检样本沉淀物中血液含量过多时如何处理？

4. 如何确保多个送检样本制片过程中的样本一致性？

（彭春艳）

实验四十七　涂片的湿固定技术

涂片后未待标本干燥即行固定的方法称带湿固定。湿固定细胞结构清楚，染色新鲜，痰液、阴道分泌物及食管拉网涂片等常用此方法。

【实验目的】

掌握脱落细胞学样本的湿固定技术。

【实验原理】

通过固定液使涂片上的细胞成分如蛋白质、脂类、糖类或酶类转变为不溶性的物质，以保持细胞原有的结构和相仿的存在状态，以便对细胞形态进行观察和细胞性质进行判别。

【实验仪器和材料】

1. 器材　一次性吸管、载玻片架、量杯（带盖）。

2. 试剂　95% 乙醇固定液，乙醚、乙醇混合固定液，Carnoy 固定液，10% 中性福尔马林固定液。

3. 样本　尿液细胞学涂片。

【实验步骤】

1. 常见固定液配制

（1）乙醚、乙醇混合固定液　在量杯中倒入乙醚 50ml，在上述量杯中再倒入 95% 乙醇 50ml，搅拌均匀，立即盖紧容器盖备用。

（2）Carnoy 固定液　在量杯中加入 95% 乙醇（或无水乙醇）60ml、氯仿 30ml、冰醋酸 10ml，搅拌均匀，立即盖紧容器盖备用。

（3）10% 中性福尔马林固定液　40% 的甲醛原液 100ml、PBS 缓冲液粉末 11.74g，蒸馏水加至1000ml，调节 pH 值至 7.2~7.4，棒搅拌均匀，立即盖紧容器盖备用。

2. 湿固定法

（1）将涂片制作完成后立即（在干燥前）插入载玻片架，浸入配好的固定液中。

（2）确保固定液浸没载玻片上的涂片区域，固定液量杯加盖，防止挥发。

（3）固定时间至少 15 分钟（Carnoy 固定液固定 3~5 分钟至血性样本褪为无色，然后转入 95% 乙醇或其他固定液中）。

【注意事项】

1. 细胞学涂片浸入固定液后注意需观察固定液液平是否没过涂片区域，若没有需及时增补固定液，以保证全部细胞样本充分固定。

2. 固定液中的乙醇和乙醚成分具有易挥发、有异味、易燃等特点，应用时应随时盖紧容器，并远离火源。

3. 湿固定的方式有两种：一种是将涂片浸入固定液中，另一种是将固定液即刻滴加于样本上。

4. 湿固定可以避免干燥导致的细胞肿胀、变形、自溶、着色性差及细胞核细节模糊等现象。

【思考题】

1. 细胞学样本证明细胞内外含脂质和类脂质时需注意不能使用什么类型的固定液固定？

2. 细胞学涂片湿固定法何时将涂片置入固定液中为宜，为什么？

3. Carnoy 固定液适用于固定富含血液的样本，为什么？

4. 细胞蜡块样本适用于何种固定液？

（彭春艳）

实验四十八　脱落细胞检验的基本染色方法

脱落细胞染色是通过染色剂将人体表面脱落细胞的结构和组织成分染色，目的是通过观察和分析脱落细胞染色后的形态和特征差异，为疾病的早期诊断，进展检测和疗效评估提供依据。

【实验目的】

掌握脱落细胞检验的三种常用染色方法：巴氏染色法、苏木素 - 伊红染色法、瑞 - 吉染色法。

一、巴氏染色法（Papanicolaou 染色法）

【实验原理】

巴氏染色，可将细胞浆染成颜色鲜明的绿色、蓝色和粉色，细胞中的细胞核是由酸性物质组成，它与碱性染料的亲和力较强；而细胞浆则相反，它含有碱性物质和酸性染料的亲和力较大。巴氏染液通过利用这一特性对细胞进行多色性染色，细胞经染色后能清晰地显示细胞的结构，胞质透亮鲜丽，各种颗粒分明，核染色质着色清晰，有助于发现异常细胞。

【实验仪器和材料】

1. 器材　1000 ml 烧杯、刻度量筒、三角烧杯、酒精灯、染液瓶、玻片染色架、光学树脂胶、盖玻片。

2. 试剂

（1）赫（Harris）氏苏木素染液　将苏木素粉 1g 溶于无水乙醇中，将硫酸铝钾置于 1000ml 烧杯中，加 200ml 蒸馏水，加热使其完全溶解，到 90℃时，加入苏木素乙醇液并迅速加热至沸腾；立即离开火源，将氧化汞加入上液并随时搅拌，再继续加热至溶液呈深紫色为止，立即置冷水中冷却，以免过度氧化为棕色沉淀。次日过滤，置棕色玻璃瓶中放置至少 2 周后使用。且每 100ml 苏木素染液中，加冰醋酸 5ml。

（2）橘黄 G6 染色液　以橘黄 G 0.5g 溶于 5ml 蒸馏水中，待溶解后加乙醇至 100ml，然后再加磷钨酸 15mg。

（3）EA36 染色液　亮绿液：亮绿 0.5g 溶于 5ml 蒸馏水中，再加纯乙醇至 100ml；②俾斯麦液：俾斯麦棕 0.5g 溶于 5ml 蒸馏水中，再加纯乙醇至 100ml；③黄色伊红液：黄色伊红 0.5g，溶于 5ml 蒸馏水中，再加纯乙醇至 100ml；将上述亮绿液 45ml、俾斯麦棕液 10ml、黄色伊红液 45ml 混合后，再加磷钨酸 0.2g 和碳酸锂饱和液 1 滴。

（4）稀碳酸锂溶液　在 100ml 蒸馏水中，加饱和碳酸锂 1 至数滴。

（5）0.5% 盐酸乙醇溶液　取浓盐酸 0.5ml，加 70% 乙醇溶液至 100ml。

（6）各种不同浓度的乙醇　以无水乙醇配成 80% 乙醇为例：取 100ml 刻度量筒，加入无水乙醇 80ml，再加水至 100ml。其他浓度以此类推。

3. 样本　宫颈脱落细胞学涂片。

【实验步骤】

1. 将已固定的宫颈脱落细胞学涂片依次浸入 80%、70%、50% 乙醇内半分钟左右，最后置于水中，约 1 分钟左右。

2. 在苏木素染液内染 5～10 分钟，取出水洗。

3. 浸入 0.5% 盐酸乙醇溶液内数秒钟，以洗去细胞内多余的苏木素液，待涂片转为浅红色取出。用水冲洗 2 分钟。

4. 浸入稀碳酸锂中蓝化 1～2 分钟，观察涂片变蓝，然后用水冲洗 2 分钟。

5. 依次在 50%、70%、80% 乙醇溶液内脱水 1～2 分钟，最后在 95% 乙醇中脱水 2 次。

6. 在橘黄 G6 染液中染 2 分钟。

7. 在 95% 乙醇中浸洗 2 次。

8. EA36 染液中染 2 ~ 3 分钟，至胞浆着色鲜明。

9. 95% 乙醇中浸洗 2 次，以洗去多余染色剂，同时可以脱水。

10. 再浸入纯乙醇中脱水 2 次。

11. 浸入二甲苯中透明过三个缸即透明 3 次。

12. 用光学树脂胶加盖片封固。

【注意事项】

1. 巴氏染色的涂片需要严格遵守湿固定原则。

2. 95% 乙醇固定时间 15 ~ 30 分钟。

3. 苏木素液浸染时间，随气温和染料情况酌情改变。夏季或放置较久的苏木素容易着色，染色时间需缩短。冬季或新配制的苏木素和应用已久较稀释的苏木素不易着色，染色时间要延长。

4. 盐酸酸化是染色的关键步骤。由于酸化作用会将染色标本在极短时间内由紫变红色，此时应立即使用流动水水洗，不宜过久，否则颜色将全部消失。水洗时水流过大容易脱片，故以轻轻漂洗为宜。如果水洗不净，酸化作用仍会继续进行。

5. 黄色氧化汞，中文别名三仙丹，是剧毒物质，使用时应注意实验室安全！

【思考题】

1. 巴氏染色主要适用于哪些细胞学样本，为什么？

2. 分析巴氏染色用于宫颈脱落细胞学检查时，不同胞浆颜色的鳞状上皮分别提示了受检者的哪些临床信息。

二、苏木素 – 伊红染色法（HE 染色法）

【实验原理】

苏木素 – 伊红染色，苏木素染料呈碱性，与细胞核中的染色质和胞质内的核酸结合，这些物质通常带有负电荷，因此易于与带正电荷的碱性染料结合。伊红染料呈酸性，与细胞质和细胞外基质中的蛋白质等酸性物质结合，这些物质通常带有正电荷，因此易于与带负电荷的酸性染料结合。因染色液透明性强，对于粘液和细胞核多的痰液涂片，染色效果更佳。

【实验仪器和材料】

1. 器材　刻度量筒、玻璃棒、染液瓶、玻片染色架、光学树脂胶、盖玻片。

2. 试剂　苏木素染液、伊红染液、盐酸乙醇液、稀碳酸锂液、二甲苯、各种浓度乙醇溶液等同巴氏染色法。

3. 标本　肺灌洗液细胞学涂片。

【实验步骤】

1. 肺灌洗液细胞学涂片经固定后取出浸入水中，洗去固定液。

2. 在蒸馏水中浸洗数秒钟，以减少涂片的碱性，延长苏木素染色的使用时间。

3. 置苏木素液内染核 5 ~ 10 分钟，水洗数秒钟。

4. 置盐酸乙醇溶液内数秒钟，水洗。

5. 置稀碳酸锂溶液中蓝化或放入自来水中至标本转为蓝色为止。

6. 置伊红染液中染胞浆 1~2 分钟，以水冲洗去掉多余染色液。

7. 依次置于 50%、70%、80%、95% 乙醇溶液中脱水各半分钟，再置于无水乙醇中 1 分钟。

8. 用二甲苯透明 2~3 次后加光学树脂胶与盖片封固，镜检。

【注意事项】

1. 有毒致癌及易燃易挥发的试剂较多，需在通风橱中进行染色实验，注意个人防护及人身安全。

2. 盐酸乙醇分化液，其基本原理是在酸性条件下可以有效洗去细胞核以外的苏木素染色，从而降低背景，同时也可以使细胞核着色过深的区域染色适当减弱，使染色更清晰。

3. 苏木素染色，盐酸乙醇分化以及伊红染色，均需要按照染色结果调整到合适的染色时间。

4. 中性树胶封片时，注意最好不要有气泡，否则会严重影响采图效果。

【思考题】

1. 苏木素-伊红染色法主要适用于哪些细胞学样本，为什么？

2. 苏木素-伊红染色过程中，苏木素染色步骤时，该如何分析判断染色时间和染色效果？

三、瑞-吉染色法

【实验原理】

瑞氏染料是酸性染料伊红（Eosin）和碱性染料亚甲蓝（Methylene Blue）组成的复合染料，对原生质的染色有很好的区别作用；吉姆萨染料由天青Ⅱ与伊红混合而成，吉姆萨染色对胞浆着色力较强，能较好显示胞浆的嗜碱性程度，特别对血液和骨髓细胞中的嗜天青、嗜酸性、嗜碱性颗粒着色清晰，但是对胞核着色偏深，核结构显色不佳，常与瑞氏染色联合使用。瑞氏-吉姆萨联合染色过程涉及物理吸附作用和化学亲和作用，各种细胞及相关成分由于其化学性质不同，对瑞氏-吉姆萨染色液中的酸性染料（伊红）和碱性染料（亚甲蓝）的亲和力也不同，标本涂片经瑞氏-吉姆萨染色后，相应各类细胞呈现不同的着色，从而达到辨别其形态特征的目的。

【实验仪器和材料】

1. 器材　研磨钵、研磨棒、洗耳球、玻片染色架。

2. 试剂　瑞氏染料、吉姆萨染料、丙三醇、甲醇、磷酸盐缓冲液。

瑞氏-吉姆萨染色液：瑞氏染料 1g、吉姆萨染料 0.2g、20ml 丙三醇及少许甲醇研磨 30 分钟至无染料粉粒沉着。加入 500ml 甲醇溶解所有染料。将染液收集于棕色玻璃瓶中避光保存，前 5 天每天振摇 3 分钟，后静置 6 个月后使用。

3. 样本　肺灌洗液细胞学涂片。

【实验步骤】

1. 滴加瑞氏-吉姆萨染液（约 0.2~0.6ml）于涂片上，并让染液覆盖整个标本涂片，染色 1 分钟。

2. 将等量的磷酸盐缓冲液滴加于瑞氏－吉姆萨染液上，以洗耳球使两液充分混合，染色 3～10 分钟。

3. 水洗，缓慢从玻片一端冲洗，以防有沉渣沉淀在标本上。

4. 干燥后即可镜检。

【注意事项】

1. 血液涂片或骨髓涂片应厚薄均匀，必须充分干燥，否则在染色过程中容易脱落，以免影响染色效果。

2. 涂片染色中请勿先去除染液或直接对涂片用力冲洗，以免染料沉着于涂片上。

3. 染色时间的长短需考虑标本类型、涂片厚薄、有核细胞多少、细胞类型及室温等因素：通常染血液涂片时，滴加磷酸盐缓冲液后染 2～4 分钟，染骨髓涂片则应大于 5 分钟以上；气温较低时，可适当延长染色时间；染色结果如出现嗜酸性粒细胞变碱，则考虑是否染色时间太长所致。

4. 制作骨髓涂片时，因骨髓纤维蛋白含量较高，凝固较快，所以涂片过程要快，骨髓不可用草酸盐抗凝，否则会使血细胞核变形，核染色质致密，胞浆空泡形成，出现草酸盐结晶。

5. 染色液用量应充足，勿使染色液蒸发干。

6. 制作血细胞染色时，当天气寒冷或湿度较大时，应于37℃温箱中保温促干，以免细胞变形缩小或在染色时脱片。

【思考题】

瑞－吉染色法主要适用于哪些细胞学样本，为什么？

（彭春艳）

实验四十九　液基薄层脱落细胞检测技术

液基细胞学技术（thinprep cytologic test，TCT）是一种将脱落细胞保存在液体中，并通过特殊设备将细胞均匀分散贴附在载玻片上制成涂片的技术。它是通过机械、气动与流体力学原理，用全自动设备将细胞涂成均匀的薄层标本。

【实验目的】

掌握液基薄层脱落细胞检测技术。

【实验原理】

液基薄层脱落细胞病理学检测制片技术是指采用薄层制片自动装置制备细胞病理学样本的一种方法，根据制片原理不同分为两种制片技术设备：微孔膜过滤技术和离心沉降制片技术。前者是通过对液基样本过滤，有选择性地留取有价值的细胞成分制片，减少无诊断意义的成分，核心是高精度程控过滤技术；后者是通过二次离心，第一次密度梯度试剂加程控离心，第二步离心集中细胞，再通过自然沉淀制片，技术核心在于比重液。本次实验使用的是全自动液基薄层细胞制片机，为离心沉降制片技术设备，含全自动巴氏染色步骤。

【实验仪器和材料】

1. 器材　防脱载玻片、离心管、一次性吸管标本混匀振荡器、离心沉降式液基薄层细胞制片机。

2. 试剂　样本密度分离液（商品化购买试剂）。

3. 标本　宫颈脱落细胞。

【实验步骤】

1. 标注和振荡收集标本　每份宫颈脱落细胞学样本耗材（样本保存瓶、离心管、载玻片）进行单独标注后，将样本保存瓶放入振荡器（3000r/min，15~20秒）振荡混匀样本。

2. 固定　将转移架上耗材与样本对应放置好后，取出防脱载玻片（磨砂面向上）用双耳离心管固定在玻片架上，再次核对载玻片上注明所取标本编号、患者姓名等详细信息。向每个离心管内加入4ml的样本密度分离液，放入样本自动转移器将保存瓶内样本转移至离心管内。

3. 离心　将标本摇匀，加入约4~8ml的标本置于离心管中，然后放入离心机以转速1300r/min，离心3分钟。

4. 再次离心　将制片装置内的上清液全部倒掉（离心管余下），把离心管再次放入离心机，以转速2000r/min，离心10分钟。

5. 准备和运行自动染色系统　将离心管架和载玻片架放入全自动液基薄层细胞制片机，做好各类开机准备后，运行巴氏染色系统。

6. 封片　制片去除残液，转移至无水乙醇脱水后，二甲苯透明，封片。

【注意事项】

1. 宫颈脱落细胞学样本保存瓶内的样本采集刷富含脱落细胞，振荡时勿取出采集刷，以备需要重复制片时再次振荡提取需检测的脱落细胞。

2. 固定防脱载玻片磨砂端不能超出玻片架外面，预防制片时损坏防脱载玻片。

3. 全自动液基薄层细胞制片机可以批量制备液基脱落细胞学样本，注意每一步实验中对应标本耗材的标注核查，确保每一张制片信息的准确性。

4. 优质的液基薄层细胞学制片，细胞应均匀薄层、不出现拥挤重叠或涂片空洞、中央空晕等现象。

5. 配合规范的染色方法，能做到细胞染色佳、层次分明、核结构清晰、对比度明显。

【思考题】

1. 液基薄层细胞学制片技术有何优点？

2. 液基薄层细胞学制片技术可用于何种类型细胞病理学检查样本？

（彭春艳）

实验五十　细胞涂片检查和结果报告

【实验目的】

掌握细胞涂片观察和结果报告。

【实验原理】

显微镜筛检原则、细胞形态学判断的基本原则、细胞学诊断报告与书写规范。

【实验仪器和材料】

1. 器材　光学显微镜，细胞学诊断报告单。
2. 样本　宫颈脱落细胞薄层液基涂片（举例）。

【实验步骤】

1. 显微镜筛检原则

（1）观察全片获取基本信息　先用 10 倍物镜浏览涂片，得到标本制备的初步信息，包括细胞组成、固定和染色等。除极少数情况外，仅含血液或无细胞成分的涂片应考虑为不满意标本。

（2）鉴别异常细胞　对用 10 倍物镜观察到的少量异常细胞，再用 40 倍物镜进行观察、辨认和确定。

（3）明确 2 个问题　①细胞群体与器官来源有何关系？②如果细胞群体异常，是非特异性异常还是明确异常？

2. 细胞形态学判断的基本原则

（1）细胞数量和类型　细胞数量和类型提供了靶组织或器官的重要信息，足够量的标本是提高结果可靠性的重要因素。增殖细胞过多，代表增生或肿瘤。但细胞过少也并非表示无恶性细胞的存在，因分化差的恶性肿瘤细胞常散在脱落。

（2）结构特征　正常上皮细胞常保持细胞极性和细胞间黏附性。如腺上皮细胞多规则排列、单层成片，正面观呈"蜂窝状"，侧面观呈"尖板条栅栏状"；增生和良性肿瘤的上皮细胞常保持良好的黏附性，呈乳头状、玫瑰花样或桑椹样等特殊形态；合胞体样细胞的边界改变和极性紊乱，应考虑肿瘤的可能。典型的恶性上皮细胞极性差，细胞间相互重叠，有时三维状聚集呈圆形。分化差的癌细胞黏附性差，多散在分布。

（3）细胞核特征　细胞核特征是判断良性与恶性细胞的关键。正常细胞核体积相对较小，呈圆形或卵圆形，边界光滑，染色质呈细颗粒状。涂片上同一类型细胞之间的差别很小，称为单形性。①若胞核 DNA 含量增加会产生核染色过深，染色质分布不规则，呈粗颗粒状、核膜增厚。②细胞核不均时，常伴核膜异常，边界不规则，呈沟状、切迹状、皱缩状。③核的大小、形态和染色异常又称为核多形性，并常用核质比来表达细胞核和细胞质的相对比例，分化差的细胞常具有大核，而细胞质的量无变化，故核质比增大。

（4）细胞质特征　细胞质由 Golgi 体、核糖体、内质网、线粒体和代谢物等组成，是影响细胞染色性的重要因素之一。正常细胞或分化好的肿瘤细胞常见黏液球、泡沫状微空泡、微绒毛刷状缘和纤毛。邻近细胞会出现细胞质铸模现象。少数细胞有吞噬现象，见于良性或恶性疾病，后者更常见。细胞质变性包括水肿性和空泡样变化等，质膜完整性丧失使细胞内容物溢出，即细胞溶解。

（5）影响涂片形态的因素

①涂片背景：包括细胞和非细胞成分，有助于疾病的诊断，但明显的血性或炎症反应背景会掩盖上皮细胞的细致结构，从而影响诊断。另外，应注意结缔组织成分、黏液、纤维蛋白渗出物或类砂样小体，同时也应注意微生物，如共生性微生物有乳酸杆菌和假丝酵母菌，病原性微生物有病毒、细菌、真菌和原虫等。浸润性肿瘤常伴有血性、炎症坏死性、变性细胞碎片等肿瘤素质背景。

②人为因素：是指人为污染或涂片制作过程引起细胞形态学变化，与标本采集、运送和涂片制备等因素有关。在操作过程中引入"外来成分"是影响结果准确性的重要因素，包括内源性（如蔬菜和肉类纤维、胆固醇结晶等）和外源性（如染液沉淀物、滑石粉颗粒等）。

3. 细胞学诊断报告与书写规范 细胞病理学诊断报告书是细胞病理学医师应用诊断病理学的理论、技术和个人专业经验，对送检样本进行细胞学检查，并结合临床资料，通过综合分析，对具体病变的性质进行判断或提供有用参考信息的书面结论。一份完整的细胞病理学报告书的基本内容应包括以下几方面。

（1）检查报告单位医疗机构的名称（可包括具体签发报告的科室名称）。

（2）被检患者姓名、性别、年龄、送检医师或单位（科室）、门诊/住院号、送检或收验日期、患者的联系地址、电话等基本信息。

（3）检查样本的种类、采集部位及编号。

（4）细胞病理学诊断 建议使用包含文字的描述性诊断，而非纯数字式分类诊断，规范诊断标准和诊断术语。适用时提供该病例的辅助检查结果、样本的肉眼描述（如样本质量的评估、吸取样本的数量、外观及性状等）及镜下描述等。

（5）注释 主要包括细胞病理学诊断的某些补充说明（例如诊断相关的讨论及相关文献引用等）或参考建议（例如建议其他相关检查、重检、活检、科外会诊、密切随访等）。

（6）凡经本科室和（或）科外病理会诊的疑难病例，应在细胞病理学报告书中说明，并分列各方面病理会诊意见，以供临床参考。

（7）诊断报告医师的签名和签发报告日期。

【注意事项】

1. 诊断报告输出形式包括手工书写或计算机打印。手写报告的文字应书写工整，关键用语必须正楷书写，严禁文字涂改。推荐使用计算机文字处理打印报告，若采用计算机图文报告，报告提供的细胞学图像应具有代表性，放大倍数适当。

2. 推荐使用国际权威细胞学专业组织制订出的一些格式化细胞病理学诊断报告系统，例如宫颈细胞病理学 Bethesda 报告系统（The Bethesda system，TBS）、非妇科细胞学中的甲状腺细胞学 Bethesda 报告系统、尿细胞学 Paris 报告系统、涎腺细胞学 Milan 报告系统、胰腺/胆道细胞学的巴氏报告系统等。

【思考题】

1. 谈一谈显微镜观察细胞学涂片时为何不宜先高倍镜再低倍镜观察？

2. 细胞病理学涂片镜下观察细胞形态时，能否找到合适的内参细胞，若能，说一说有哪些细胞可以作为内参细胞帮助判断。

3. 说一说你了解哪些细胞学的格式化诊断报告系统，具体内容是什么？

（彭春艳）

书网融合……

微课/视频 1

微课/视频 2

微课/视频 3

第九章 综合性实验

实验五十一 标本储存时间延长对血常规结果的影响设计性实验

临床实际工作中，不恰当的标本运输和储存会影响检测质量。血细胞分析是最常见的实验室检查之一，标本采集后放置时间的长短，可能引起血液指标的变化，影响临床医生对疾病的判断和诊疗。

【实验目的】

探究标本储存时间延长对血常规结果的影响。

【实验原理】

血细胞分析作为最常见的实验室检查项目，为临床疾病诊治提供了重要的参数和依据。而在临床实际工作中，不恰当的标本运送和储存时间可能导致血常规结果的变化。本实验通过深入研究时间延迟对血常规结果的影响，为提高血常规检测的准确性提供可靠的依据，明确优化血液标本的采集、保存和送检流程是保证血细胞分析检测结果准确可靠的重要前提。

【实验仪器和材料】

1. **器材与试剂** 血细胞分析仪及其配套试剂，计时器。
2. **标本** EDTA – K_2抗凝静脉全血。
3. **研究人群** 健康成人及特定类型患者（如：疑EDTA依赖血小板减少患者、高白细胞计数患者）。
4. **研究参数** RBC、Hb、Hct、MCV、MCH、MCHC、RDW、Plt、WBC，白细胞分类计数（Neu、Lymph、Mono、Eosin、Baso），各类血细胞形态。

【实验步骤】

1. **采集标本** 采集研究人群的新鲜血液标本各10mL。
2. **标本处理** 将采集血标本颠倒混匀数次后立即在确保性能的血液分析仪上进行分析测试2次，检测各类研究参数并立即进行血涂片制备。标本检测和制片流程依照实验室标本操作流程进行。
3. **标本储存与检测** 将采集标本置于室温环境下，使用计时器计时，在不同时间下于同一台血细胞分析仪上进行标本检测并制作血涂片，同一标本在每个时间点检测2次（15分钟、2小时、8小时、24小时、48小时）。
4. **结果统计** 将每个时间节点的2次检测结果取均值作为检测结果，计算不同时间延迟条件下检测结果与第1次上机检测（15分钟时间点）结果的差值，绘制检测结果 – 检测时间图，以评估检测时间延迟对血细胞分析结果的影响。

5. **观察形态** 对不同时间节点的血涂片进行白细胞的形态学观查，记录并比较各类白细胞形态的变化。

6. **实验结论** 分析结果，总结时间延迟对血常规结果的影响对实际临床工作的指导意义。

【注意事项】

1. 因需进行多次测试，标本采集需足量，且每次上机检测前，标本需充分混匀。

2. 标本检测过程应减少时间条件以外因素的影响，需保证仪器状态、操作步骤、检测过程、环境等条件一致，具体为：

（1）血液分析仪需通过性能评价，以防止因检测过程造成的结果误差；

（2）使用仪器自动进样或手工模式进样时，操作应该严格按照实验室 SOP 操作规程进行，如摇匀方法、次数、力度等保持统一标准。

（3）检测过程 检测前需要提前准备好仪器，各时间节点内准时完成检

（4）环境条件 标本的储存条件，要保持一致，检测时的环境条件不可相差过大。

（陈 思）

实验五十二 标本储存时间延长对尿液常规结果的影响设计性实验

【实验目的】

验证尿液标本储存时间延长对尿液常规结果的影响。

【实验原理】

通过深入研究时间延迟对尿液常规结果的影响，以及优化尿液样本的采集、保存和送检流程，我们将能够提高尿液常规检测的准确性和可靠性，为临床诊断和治疗提供更加准确、可靠的依据。

【实验仪器和材料】

1. **器材**
（1）尿液干化学分析仪。
（2）尿液干化学分析质控液、尿液干化学试带。
（3）一次性尿杯、洁净试管。

2. **样本** 新鲜尿液标本。

【实验步骤】

1. **收集样本** 用洁净的容器收集新鲜的尿液样本样本体积应不少于 10ml。

2. **样本处理** 将收集的样本置于室温条件下保存，储存时间为 2 小时、4 小时、6 小时、8 小时、10 小时、12 小时、24 小时、48 小时、72 小时。

3. **样本检测** 使用尿液分析试纸条在适配的尿液分析设备上进行测试，以收集及处理的样本作为

测试样本进行测试，每个样本每个测试周期测试 1 次。

4. 测试周期 收集好的样本立即进行测试，测试结果作为零时间测试结果；在样本储存 2 小时、4 小时、6 小时、8 小时、10 小时、12 小时、24 小时、48 小时、72 小时后分别进行测试。

5. 数据分析 统计不同储存时间的尿样本与新鲜样本零时间测试结果的差异，根据验证数据评估不同的储存时间对尿液分析试检测的影响。

6. 废物处理 实验结束后，医疗废物放入黄色垃圾袋；医疗废物按规定技术处理。

【注意事项】

1. 检测前必须仔细阅读仪器说明书，了解仪器的测定原理，熟悉操作方法、校正方法、仪器日常维修和保养要求等。

2. 实验操作的准确性和细节处理至关重要，直接关系到实验结果的可靠性和科学性。其中，无菌操作规范的严格遵守是我们必须高度重视的一环。

3. 保持仪器洁净，如尿液污染，应立即进行清除。

4. 操作温度检测时，仪器、尿干化学试带和标本的最佳温度为 20℃ ~ 25℃。

【思考题】

1. 为什么尿液干化学分析仪只是一种筛选仪器？
2. 在实验中观察尿液标本放置过久对尿液干化学分析仪检验结果的影响？

（李　伟）

实验五十三　维生素 C 对尿液化学成分检验的影响设计性实验

临床实际工作中，维生素 C 会对尿液化学成分检验产生影响。维生素 C 可使尿液分析试纸条中 BIL、BLD、NIT 和 GLU 四个项目呈假阴性反应，影响临床医生对疾病的判断和诊疗。

【实验目的】

设计维生素 C（VC）对尿液分析试纸条中 BIL、BLD、NIT 和 GLU 四个项目的影响实验。

【实验原理】

维生素 C 具有很强的还原性，易与尿液干化试带上的试剂发生竞争性抑制，对尿液干化检测存在干扰，可使 BIL、BLD、NIT 和 GLU 呈假阴性反应。

【实验仪器和材料】

1. 器材
（1）尿液干化学分析仪。
（2）尿液干化学分析质控液、尿液干化学试带。
2. 试剂
（1）人工原尿　称取 20.0g 尿素，10.0g 氯化钠、1.0g 肌酐、2.0g 氯化钾、3.5mg 食用色素柠檬黄，溶解后定容至 250ml。

（2）尿酸钠溶液　称取 0.75g 尿酸钠，溶解后定容至 500ml。

（3）人工尿　取人工原尿 25mL，尿酸钠溶液 18ml，加入适量水使其约为 90ml，摇匀，然后边用 pH 计测量，调节 pH 至 5.5，用氯化钠调密度至 1.005，加水至 100ml。

（4）BIL 原液配制方法　将直接胆红素用人工尿配制成 100μmol/L 直接胆红素的原液。

（5）BLD 原液配制方法　125ml 人工尿，加入 1.5mg 人血红蛋白，即得 BLD 原液。

（6）NIT 原液配制方法　50mg 亚硝酸钠于 100ml 容量瓶中，加纯化水到刻度混匀即得 NIT 原液。

（7）GLU 原液配制方法　5g 无水葡萄糖溶于 100ml 蒸馏水，即得 GLU 原液。

3. 维生素 C 制剂。

【实验步骤】

1. 标准液配置　配制不同浓度的 BIL、BLD、NIT 和 GLU 的标准液，作为对照。

表 53－1　不同浓度的 BIL、BLD、NIT 和 GLU 的标准液的配置

	人工尿（ml）	BIL 原液（ml）	BLD 原液（ml）	NIT 原液（ml）	GLU 原液（ml）
100μmol/L 直接胆红素	0	30			
200 Cells/μl BLD	15		15		
2.5 mg/L NIT	29.85			0.15	
56 mmol/L GLU	24				6

2. 样本准备　将配置好的 BIL、BLD、NIT 和 GLU 的标准液平均分成 5 份。

其中一份不加维生素 C（VC），剩余 4 份按照要求加入干扰物质 VC 制剂，使 VC 终浓度为 0.7mmol/L、1.4mmol/L、2.8mmol/L、5.6mmol/L，配置完成后后进行测试。

3. 样本检测　使用尿液分析试纸条在适配的尿液分析设备上进行测试，将不加 VC 和 VC 终浓度为 0.7mmol/L、1.4mmol/L、2.8mmol/L、5.6mmol/L 的标准液当临床样本作为测试样本进行测试，每个样本测试 3 次，统计添加不同浓度 VC 的样本与不加 VC 样本测试结果的差异。

4. 废物处理　实验结束后，医疗废物放入黄色垃圾袋；医疗废物按规定技术处理。

【注意事项】

1. 仪器特别是进样装置要定期维护、清洁和消毒。

2. 实验操作的规范性　加强实验室人员的培训和管理，确保实验操作规范、准确，减少人为误差对实验结果的影响。

3. 检测试剂带浸入尿液标本的时间应控制在 1～2 秒，所有试剂模块，包括空白模块和参比模块均应浸入尿液标本中，试剂带上过多的尿液应沥除干净。试剂带与尿液的反应时间，应严格按照说明书推荐的时间进行。

【思考题】

1. 维生素 C 对尿液分析试纸条中 BIL、BLD、NIT 和 GLU 四个项目的干扰原理。

2. 你还知道分析结果出现假阳性或假阴性的常见原因吗？

（李　伟）

实验五十四　血小板计数质量保证

本病例的重点内容是血小板减少。可从检测前、检测中和检测后三个环节考虑哪些因素可引起血小板减少。

【实验目的】

掌握血小板计数的方法、质量保证的要点以及血小板计数减少时应采取的检验对策，熟悉血小板计数的方法学评价，了解血液分析仪对血小板计数的影响因素。

【实验原理】

参照实验七血细胞手工计数 – 血小板计数。

【实验仪器和材料】

1. 器材

（1）血液分析仪。

（2）普通光学显微镜。

（3）玻片、推片、改良牛鲍血细胞计数板、盖玻片、刻度吸管、微量吸管、乳胶吸头、试管、试管架等。

2. 试剂　镜油、草酸铵稀释液、Wright 染液。

3. 标本　毛细血管血或 EDTA 抗凝新鲜全血。

患者，女，35 岁。主诉：因单位体检发现子宫平滑肌瘤入院。查体：皮肤无瘀点、瘀斑，肝、脾、淋巴结无肿大。问诊：患者无不适症状，既往健康，近期无服药史，未接触放射线及化学毒物。

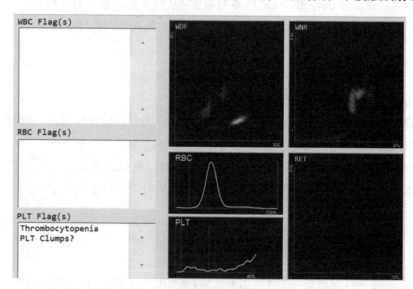

图 54 – 1　血细胞分析报告原始结果

实验室检查：

血常规：以 EDTA - K$_2$ 抗凝的负压采血管采集静脉血，采血顺利，抗凝剂与血液混匀迅速，放置 30 分钟后以血液分析仪检测。WBC $3.73 \times 10^9/L$、RBC $4.2 \times 10^{12}/L$、Hb 117g/L、PLT $22 \times 10^9/L$ ，分类均正常，血细胞分析报告原始结果如图 55 -1 所示。

其它实验室检查：

①PT、APTT、TT 均正常。②尿液、粪便常规正常，粪便隐血阴性。③免疫学相关检查如抗血小板抗体、嗜异性凝集试验、血小板相关抗原检查正常。④骨髓穿刺结果显示：基本正常骨髓象，血小板形态及数量基本正常。

【实验步骤】

1. 哪些检测前因素可引起血小板数量减少？可以从以下几个方面考虑：患者自身原因（疾病、冷凝集素、输血、服用药物等）、采血技术、抗凝剂影响、是否及时送检等。

2. 哪些检测中因素可引起血小板数量减少？可以从标本验收、标本放置时间、实验器材、仪器工作状态等方面考虑。

3. 哪些检测后因素可引起血小板数量减少？血液分析仪检测结果中血小板和红细胞直方图的观察，报警信息的观察，对判断血小板计数结果准确性有什么作用？对于血小板数量与诊断不符、与历史数据相差大、结果过高过低等，应采取何种方法进行验证或复核？

【注意事项】

1. 血小板凝集或聚集、异常蛋白血症、卫星现象、巨大血小板、高脂血症导致血小板假性减少。

2. 含有 HbH 包涵体患者的红细胞碎片、慢性淋巴细胞白血病患者的淋巴细胞核和细胞质碎片、小红细胞等可被误认为血小板，导致血小板假性增多。

【思考题】

1. 本病例患者的诊断存在什么问题？为什么？你的结论是什么？
2. 影响血液分析仪血小板计数准确性的因素有哪些？
3. 你知道血小板计数一般设置危急值的界限吗？

（李　伟）

实验五十五　尿蛋白定性方法学评价

尿蛋白定性试验是尿液分析最基本、最常用的筛检试验之一，常用方法有加热乙酸法、磺基水杨酸法和干化学试带法。由于试验原理不同，以上 3 种方法在灵敏度、特异性、准确性、操作难易度、影响因素、实验成本等方面均不同，同时临床应用范围也不同。严格的方法学评价是实验室质量管理的重要内容之一，学习和掌握方法学评价实验的设计原理和基本方法是保证实验室检验质量、合理解释实验室数据并将其转化为高层次的临床判断分析信息的基础。

【实验目的】

掌握尿蛋白定性试验 3 种不同方法的原理和操作技术，熟悉 3 种不同方法常见的影响因素，能在指定影响因素条件下，设计实验方案对 3 种不同方法进行灵敏度、特异性和准确性等方面的实验研究和对比评价，初步掌握尿蛋白定性方法学评价实验的设计原理和基本方法，能从方法学角度合理解释不同影响因素条件下尿标本蛋白定性试验结果的变化，能根据不同的检验对象，在充分考虑其影响因素的基础上选择合适的检查方法。

【实验原理】

参照实验二十二尿蛋白质定性检查。

【实验仪器和材料】

1. 器材 尿干化学分析仪及试纸

2. 试剂 小试管、吸管、吸耳球、滴管、酒精灯、大试管、试管夹、pH 广泛试纸、磺基水杨酸；所需试剂由学生自行配制。

3. 标本 新鲜尿标本。

患者，女，87 岁。主诉：纳差半年，加重伴乏力 2 月余。查体：体温 36.5℃，脉搏 97 次/分，呼吸 21 次/分，血压 110/51mmHg。重度贫血貌，全身皮肤及粘膜未见黄染及出血点，浅表淋巴结未触及，睑结膜苍白，瞳孔等大等圆，对光反射灵敏，副鼻窦区无压痛，咽无充血，扁桃体无肿大。颈软，胸骨压痛阳性，后背部有压痛，双肺呼吸音略弱，未闻及干湿性啰音，心率 97 次/分，律齐，未闻及病理性杂音。腹软，无压痛及反跳痛，肝脾肋下未触及，肝区叩痛（－），双肾叩痛阴性，四肢脊柱无异常，双下肢无水肿，生理反射存在，病理征未引出。

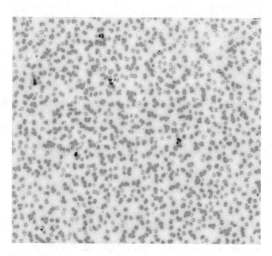

图 55－1　患者血涂片低倍镜下形态

实验室检查：

血常规：WBC $5.3 \times 10^9/L$、RBC $1.97 \times 10^{12}/L$、Hb 66g/L、PLT $67 \times 10^9/L$ ，血细胞涂片低倍镜下形态见图 56－1。

尿常规：比重 1.025、酸碱度 6.0、白细胞阴性、亚硝酸盐阴性、Vc 阴性、潜血 ±、尿蛋白 ±；

生化：总蛋白 93.2g/L、球蛋白 62.2 g/L、尿素 14.42mmol/L、肌酐 81.5μmol/L、尿酸 693μmol/L、钙 2.74 mmol/L。

【实验步骤】

1. 本病例的重点内容是根据血细胞形态考虑患者为多发性骨髓瘤，骨髓瘤细胞所合成的异常免疫球蛋白，其轻链与重链合成不平衡，因轻链产生过多，使游离免疫球蛋白轻链过剩。游离轻链能自由通过肾小球滤过膜，当浓度超过近曲小管重吸收极限时，可自尿中排出，即本周蛋白尿。

2. 试带法对清蛋白灵敏，对球蛋白的灵敏度仅为清蛋白 1/100～1/50，可能漏检本周蛋白。

3. 磺基水杨酸法与清蛋白、球蛋白、糖蛋白和本周蛋白均能发生反应，CLSI 将其作为干化学法检查尿蛋白的参考方法，并推荐为检查尿蛋白的确证试验。

4. 加热乙酸法检测尿蛋白特异性强、干扰因素少，与清蛋白和球蛋白均能反应。

【注意事项】

1. **标本**　尿液应新鲜清晰。
2. 注意尿干化学分析试带测定结果与手工法化学试验测定结果的差异：如
尿蛋白质试带测定的是白蛋白，对球蛋白不敏感；

【思考题】

1. 尿蛋白定性试验的方法学评价？
2. 试带法检测蛋白的结果阴性能不能排除患者没有蛋白尿？
3. 哪些因素会干扰尿蛋白试带法检测的结果？

（李　伟）

第十章 医学实验室认可评审现场试验

医学实验室认可程序中，现场评审是其中一个关键的流程，而现场试验则是现场评审中一个重要环节。一般情况下，在现场评审期间，中国合格评定国家认可委员会（CNAS）评审员按照 ISO 15189：2022《医学实验室—质量和能力的要求》准则要求，监督申请认可实验室在现场完成相关试验，主要用来评价申请认可实验室的技术能力。临床体液专业领域现场试验主要包括如下几个方面：人员比对、检测系统/方法比对等，现场评审员根据现场试验结果进行评价。

 实验五十六 医学实验室血液学领域认可现场试验

【实验目的】

掌握医学实验室认可现场试验的基本原理及方法；熟悉人员比对、检验系统对比及留样再测的评价；了解医学实验室认可现场试验的意义。

【实验原理】

按医学实验室认可流程，当认可实验室提交申请材料后，由 CNAS 组织评审专家进行材料审核，完成材料审核后，决定是否进行现场评审。现场评审的目的是核查相关内容是否符合，其中包括实验室的技术能力评估。现场评审中为核查实验室人员及检测系统的能力，常采用现场试验的方法。

现场试验根据实验室申请的认可项目类型（定性项目、定量项目或分子诊断项目等）选择多种方式进行，要求覆盖实验申请认可的专业领域，基于风险评估，每个专业选取代表项目进行现场试验，如依靠主观判断较多的项目、形态学检查项目；难度较大、操作复杂的项目；对检验（检查）结果对临床诊疗方案影响大的项目，如靶向治疗相关的抗原和基因检测项目；很少检验（检查）、新开展或变更的项目；涉及多套分析系统、多场所的项目；缺乏权威机构提供能力验证计划/实验室间比对的项目；能力验证/实验室间比对结果有不满意或有问题的项目；只在夜班开展的检验（检查）项目。

现场试验尽可能利用实验室正在进行的检验活动，也可以采用实验室留样进行重复检验，对于耗时较长的现场试验，可采用现场演示的方式对实验室的技术能力进行评价。临床体液学专业领域现场试验常用人员比对、检测系统/方法比对等，评审员在现场试验时可通过跟踪关键试验过程、观察试验设备和试验环境、对照试验用操作文件进行核查和就相关技术问题对试验人员进行提问等形式进行核查。

【实验仪器和材料】

1. **器材** 全自动血液分析仪、自动凝血分析仪、显微镜。
2. **试剂** 项目检测试剂、质控品及校准品等。
3. **标本** 来源于临床患者标本。

【实验步骤】

1. CNAS临床血液学专业领域（AA）评审员与实验室沟通 因现场评审时间有限，一般情况下，现场评审员在进入现场前，与被评审实验室的相关专业联系人沟通，共同协商，提前安排好现场实验的流程及具体细节，包括进行现场试验的项目、样品准备、操作人员准备及检测系统的准备，以便能在评审员到现场后，可尽快完成相关试验。

本实验模拟评审员安排现场试验包括人员比对、检验系统比对两类实验，具体如下：人员比对项目为外周血细胞形态学分析；检测系统比对项目为白细胞计数（WBC）、红细胞计数（RBC）、血小板计数（PLT）、血红蛋白量（Hgb）、活化部分凝血活酶时间（APTT）、凝血酶原时间（PT）、纤维蛋白原（Fg）。

2. 实验室准备样品 现场评审的样品均为临床患者完成检测的剩余样品，按照现场评审员与实验室商定的流程，在现场评审前留取评审员选择项目的样品。每个项目留取尽量新鲜的临床检测剩余样品，最少5份，其浓度较均匀覆盖测量范围。

3. 实验室临床血液学领域岗位操作人员准备 实验室各岗位人员应明确岗位职责，具有对岗位技术的基本原理、操作方法及结果解释等能力。各现场试验的操作人员由现场评审员随机选取应符合相应技术能力的工作人员。

4. 检测设备性能保证 实验室所有与申请认可项目相关的仪器设备完成性能验证，并进行必要的校准、质控，确保在现场试验期间检测系统稳定。

5. 现场试验

（1）**人员比对** 对于外周血细胞形态学分析项目，实验室可采用人员比对试验的方式进行内部质量控制，通过安排具体具有代表性的不同层次的两人或者多人展开，考核测试人员的能力水平，判断其外周血细胞形态学识别能力。评审员从实验室提供的临床血液专业领域的操作人员中选定1位外周血细胞形态学经验丰富的人员，按实验室内操作规程，在显微镜下完成5个选定样品中的白细胞分类计数，再随机从实验室提供的相关岗位操作人员中选取4名对比人员，评价检测结果的符合性；同时对以上5名人员进行外周血细胞形态学考核，计算每个人的正确识别的符合率。

结果判读：白细胞分类计数以WS/T246-2005白细胞分类计数参考方法的要求为判断标准；外周血细胞形态学考核参考CNAS-CL02-A001：2023，计算每个人的正确识别的符合率，以符合率≥80%为合格。

（2）**检测系统/方法比对** 检测系统比对试验是指在环境条件相同、相同的人员采用不同的检测系统（仪器或者方法不同）对相同样品进行检测时，或者当某个项目可以由多种方法进行检测时，为评估同一项目在不同检测系统/方法的可比性，保证患者样品测试结果的一致性而执行的试验，是实验室进行内部质量控制、判断检测所遵循的标准或者方法是否被严格的理解和执行、评价检测方法对试验检测结果准确性、稳定性和可靠性的影响重要一环。

实验室应先选定其中一个检测系统作为参照系统，其他所有的检测系统为比对系统。本实验中，模拟选定以全自动血液分析仪A为检测仪器的检测系统为比对系统，分别进行白细胞计数（WBC）、红细胞计数（RBC）、血小板计数（PLT）、血红蛋白量（Hgb）项目的检测；模拟选定以全自动凝血分析仪A为检测仪器的检测系统为比对系统，分别进行活化部分凝血活酶时间（APTT）、凝血酶原时间（PT）、纤维蛋白原（Fg）项目的检测。每个项目检测样品为5个，其浓度较均匀覆盖测量范围。

结果判读：比对系统的检测结果与参照系统结果的相对偏倚≤1/2TEa为符合，每个项目≥80%的样品符合为通过。

6. 现场试验考核结果的评价

（1）对现场试验的评价，采用来源于国家卫生健康委临床检验中心使用的全国临床检验室间质量评价标准中的允许总误差（total allowable error，TEa）。本实验选择项目的TEa详见表56-1。

表56-1　本实验选择项目的允许总误差（TEa）*

项目编码	缩写	项目名称	允许总误差（TEa）
AAA001	RBC	红细胞计数	靶值±6%
AAA002	WBC	白细胞计数	靶值±15%
AAA003	PLT	血小板计数	靶值±20%
AAA004	Hgb	血红蛋白量	靶值±6%
AAD027	APTT	活化部分凝血活酶时间	靶值±15%
AAD030	PT	凝血酶原时间	靶值±15%
AAD049	Fg	纤维蛋白原	靶值±20%

*：本实验选择项目的允许总误差（TEa）源自国家卫健委临床检验中心使用的全国临床检验室间质量评价标准。

（2）将人员比对、检验系统比对两个现场试验的结果如实填写于表10-2现场试验/演示记录表（CNAS-PD14-16-04D1附件3现场试验记录表）中。

（3）各试验的评价标准如下：

①人员比对试验的评价：白细胞分类计数以WS/T246-2005白细胞分类计数参考方法的要求为判断标准；外周血细胞形态学考核参考CNAS-CL02-A001：2023，计算每个人的正确识别的符合率，以符合率≥80%为合格。

②检验系统比对试验的评价：比对系统的检测结果与参照系统结果的相对偏倚≤1/2TEa为符合，每个项目≥80%的样品符合为通过。

【实验结果】

以上试验所有的结果记录于表56-2现场试验/演示记录表（CNAS-PD14-16-04D1附件3现场试验记录表）中，按现场实验考核的评价标准，所有项目的所有现场试验结果，均必须为通过。不符合要求的检验项目应要求实验室分析原因或采取措施；如果可行，可在现场评审期间或整改期限内安排重复试验一次，如仍不符合要求，则对该检验项目不予确认。依据以上评价标准对各现场试验进行判断是否通过，若某项目的其中一个现场试验最终结果为不通过，则评审员对该项能力将不予向CNAS推荐。

实验室名称：

实验室地址：

专业领域：☑AA临床血液学　□AB临床体液学　□AC临床化学　□AD临床免疫学　□AE临床微生物学　□AE其他　□B输血医学

□C病理学　□X分子诊断　□Y流式细胞学　□Z其他

表 56 – 2 现场试验/演示记录表（CNAS – PD14 – 16 – 04D1 附件 3）

序号	检验(检查)项目	样品类型	检验(检查)方法	试验设备	试验人员	试验要求	试验结果								判断标准	试验结论	备注
1	红细胞计数	全血	鞘流阻抗法	设备名称、设备编号		设备比对	仪器编号	RBC	1号	2号	3号	4号	5号		偏差±3.0%；符合率≥80%。	Y/N	A仪器为参比仪器
							A	结果									
							B	结果									
								偏差									
2	白细胞计数	全血	激光法	设备名称、设备编号		设备比对	仪器编号	WBC	1号	2号	3号	4号	5号		偏差±7.5%；符合率≥80%	Y/N	A仪器为参比仪器
							A	结果									
							B	结果									
								偏差									
3	血小板计数	全血	鞘流阻抗法	设备名称、设备编号		设备比对	仪器编号	PLT	1号	2号	3号	4号	5号		偏差±10.0%；符合率≥80%。	Y/N	A仪器为参比仪器
							A	结果									
							B	结果									
								偏差									
4	血红蛋白量	全血	比色法	设备名称、设备编号		设备比对	仪器编号	Hgb	1号	2号	3号	4号	5号		偏差±3.0%；符合率≥80%。	Y/N	A仪器为参比仪器
							A	结果									
							B	结果									
								偏差									
5	活化部分凝血活酶时间	全血	凝固法	设备名称、设备编号		设备比对	仪器编号	APTT	1号	2号	3号	4号	5号		阴阳性结果一致；偏差±7.5%；符合率≥80%。	Y/N	A仪器为参比仪器
							A	结果									
							B	结果									
								偏差									
6	凝血酶原时间	全血	凝固法	设备名称、设备编号		设备比对	仪器编号	PT	1号	2号	3号	4号	5号		偏差±7.5%；符合率≥80%。	Y/N	A仪器为参比仪器
							A	结果									
							B	结果									
								偏差									
7	纤维蛋白原	全血	凝固法	设备名称、设备编号		设备比对	仪器编号	Fg	1号	2号	3号	4号	5号		偏差±10%；符合率≥80%。	Y/N	A仪器为参比仪器
							A	结果									
							B	结果									
								偏差									

序号	检验(检查)项目	样品类型	检验(检查)方法	试验设备	试验人员	试验要求	试验结果							判断标准	试验结论	备注
8	外周血细胞形态学分析(白细胞分类计数)	全血	瑞士吉姆萨染色法	设备名称、设备编号		人员比对	姓名	NEU	1号	2号	3号	4号	5号	分类以"Rumke"表作为判断标准；符合率≥80%。	Y/N	以编号为A的人员作为参考人员，以WS/T246-2005白细胞分类计数参考方法(等同于Rumke表)的要求为判断标准
							A									
							B									
							C									
							D									
							E									
							姓名	LYM	1号	2号	3号	4号	5号			
							A									
							B									
							C									
							D									
							E									
							姓名	MON	1号	2号	3号	4号	5号			
							A									
							B									
							C									
							D									
							E									
							姓名	EO	1号	2号	3号	4号	5号			
							A									
							B									
							C									
							D									
							E									
							姓名	BASO	1号	2号	3号	4号	5号			
							A									
							B									
							C									
							D									
							E									

续表

序号	检验(检查)项目	样品类型	检验(检查)方法	试验设备	试验人员	试验要求	试验结果		判断标准	试验结论	备注
9	外周血细胞形态学分析(形态学考核)	电子图片	观察图片	设备名称、设备编号		人员比对	人员	得分	符合率≥80%(80分以上)。	Y/N	参考CNAS-CL02-A001:2023,以符合率≥80%为合格

填表说明：

每个专业领域分别填写，多场所实验室每个场所分别填写；

"序号""样品类型""检验（检查）方法"等应与申请书附表2的相应内容一致；

"试验设备"应填写设备名称及设备编号；

"试验要求"应填写"留样再测"、"设备比对"、"人员比对"、"现场演示"、"现场考核（针对形态学检查项目）"等内容；

"试验结果"填写每份样品的测量结果以及按照判断标准计算出来的结果；

"判断标准"可以来源于1/2允许总误差、实验室规定标准等，尽量量化、明确具体，如"偏差≤7.5%"；

"试验结论"：Y表示符合；N表示不符合，不符合时须在"备注"中具体说明，如：不推荐认可、结合其他评审发现仍可推荐认可；

"备注"：对不予确认的项目、能力范围限制或其他需要说明的情况进行详细说明。

【注意事项】

1. 现场试验的留存的样品保存时间应按产品说明书，但要注意项目检测的影响因素。样品选择时应考虑其浓度的分布，并确保所选样品的保存条件满足要求。

2. 人员比对不但可以评价同一实验室不同操作人员间的技能差异，还可以评估他们对SOP文件的执行情况。人员比对除在ISO15189的现场评审中应用外，实验室还应定期进行人员间比对，在如下情形时也应组织：员工培训、应用新设备、新开展的检测项目等。

3. 现场试验中用于比对的检测系统均为实验室使用中并已通过实验室性能验证。如在自建方法、项目平台的更新或增加等情况需要进行检测系统间比对时，参考系统应为参考方法（系统）或具有溯源性并在临床广泛使用的公认性能良好的系统。

4. 对于现场试验结果的考核判定标准，应依据行业公认要求、实验室声明的性能指标等。

5. 对于现场试验的结果，评审人员应与实验室积极沟通，特别是对于不符合的项目识别，应通过沟通消除双方观点差异，最终获得一致，利于整改。

【思考题】

1. 实验室认可中现场试验的目的是什么？

2. 医学实验室的现场试验主要目的是什么？

3. 如何评价外周血形态学现场试验结果？

（钱胡孙）

实验五十七　医学实验室体液学领域认可现场试验

【实验目的】

掌握医学实验室认可现场试验的基本原理及方法；熟悉人员比对、检验系统对比及留样再测的评价；了解医学实验室认可现场试验的意义。

【实验原理】

同实验五十六。

【实验仪器和材料】

1. **器材**　全自动尿液分析仪、显微镜。
2. **试剂**　项目检测试剂、质控品及校准品等。
3. **标本**　来源于临床患者标本。

【实验步骤】

1. CNAS 临床体液学专业领域（AB）评审员与实验室沟通　因现场评审时间有限，一般情况下，现场评审员在进入现场前，与被评审实验室的相关专业联系人沟通，共同协商，提前安排好现场实验的流程及具体细节，包括进行现场试验的项目、样品准备、操作人员准备及检测系统的准备，以便能在评审员到现场后，可尽快完成相关试验。

本实验模拟评审员安排现场试验包括人员比对、检验系统比对两类实验，具体如下：人员比对项目为 RBC（个/μL）、WBC（个/μL）、管型（个/μL）；检测系统比对项目为蛋白质（PRO）、葡萄糖（GLU）、酮体（KET）、胆红素（BIL）、尿胆原（URO）、亚硝酸盐（NIT）、白细胞酯酶（LEU）、潜血（或）红细胞（BLD）等。

2. 实验室准备样品　现场评审的样品均为临床患者完成检测的剩余样品，按照现场评审员与实验室商定的流程，在现场评审前留取评审员选择项目的样品。每个项目留取尽量新鲜的临床检测剩余样品，最少 5 份，且至少应含 3 份阳性样品。

3. 实验室临床体液学领域岗位操作人员准备　实验室各岗位人员应明确岗位职责，具有对岗位技术的基本原理、操作方法及结果解释等能力。各现场试验的操作人员由现场评审员随机选取应符合相应技术能力的工作人员。

4. 检测设备性能保证　实验室所有与申请认可项目相关的仪器设备完成性能验证，并进行必要的校准、质控，确保在现场试验期间检测系统稳定。

5. 现场试验

（1）**人员比对**　对于尿沉渣人工镜检项目，实验室可采用人员比对试验的方式进行内部质量控制，通过安排具体具有代表性的不同层次的两人或者多人展开，考核测试人员的能力水平，判断其尿沉渣形态学识别能力。评审员从实验室提供的临床体液专业领域的操作人员中选定 1 位尿沉渣镜检经验丰富的人员，按实验室内操作规程，在显微镜下完成 5 个选定样品中的 RBC（个/HP）、WBC（个/HP）和管型（个/HP）观察分类计数，每个项目检测样品为 5 个，且至少应含 3 份阳性样品，阳性样品类型应包括细胞、管型等不同类型的有形成分，再随机从实验室提供的相关岗位操作人员中选取 4 名对比人员，评价检测结果的符合性。

结果判读：阴阳性结果一致；偏差不超过一个等级；符合率≥80%为合格。

（2）检测系统/方法比对 检测系统比对试验是指在环境条件相同、相同的人员采用不同的检测系统（仪器或者方法不同）对相同样品进行检测时，或者当某个项目可以由多种方法进行检测时，为评估同一项目在不同检测系统/方法的可比性，保证患者样品测试结果的一致性而执行的试验，是实验室进行内部质量控制、判断检测所遵循的标准或者方法是否被严格的理解和执行、评价检测方法对试验检测结果准确性、稳定性和可靠性的影响重要一环。

实验室应先选定其中一个检测系统作为参照系统，其他所有的检测系统为比对系统。本实验中，模拟选定以全自动尿液分析仪 A 为检测仪器的检测系统为比对系统，分别进行蛋白质（PRO）、葡萄糖（GLU）、酮体（KET）、胆红素（BIL）、尿胆原（URO）、亚硝酸盐（NIT）、白细胞酯酶（LEU）、潜血（或）红细胞（BLD）等项目的检测，每个项目检测样品为 5 个，且至少应含 3 份阳性样品。

结果判读：阴阳性结果一致；偏差不超过一个等级；符合率≥80%为合格。

6. 现场试验考核结果的评价

（1）对现场试验的评价，采用来源于国家卫生健康委临床检验中心使用的全国临床检验室间质量评价标准中的允许总误差（total allowable error，TEa）。本实验选择项目的 TEa 详见表 57-3。

表 57-3 本实验选择项目的允许总误差（TEa）*

项目编码	缩写	项目名称	允许总误差（TEa）
ABA005	PRO	蛋白质	阳性时：靶值 ±1 个等级
ABA006	GLU	葡萄糖	阳性时：靶值 ±1 个等级
ABA007	KET	酮体	阳性时：靶值 ±1 个等级
ABA008	BIL	胆红素	阳性时：靶值 ±1 个等级
ABA009	URO	尿胆原	阳性时：靶值 ±1 个等级
ABA010	NIT	亚硝酸盐	阴性或阳性
ABA011	LEU	白细胞酯酶	阳性时：靶值 ±1 个等级
ABA012	BLD	潜血（或）红细胞	阳性时：靶值 ±1 个等级
ABA019	/	尿沉渣镜检	阳性时：靶值 ±1 个等级

*：本实验选择项目的允许总误差（TEa）源自国家卫健委临床检验中心使用的全国临床检验室间质量评价标准。

（2）将人员比对、检验系统比对现场试验的结果如实填写于表 10-4 现场试验/演示记录表（CNAS-PD14-16-04D1 附件3 现场试验记录表）中。

（3）各试验的评价标准如下：

①人员比对试验的评价：阴阳性结果一致；偏差不超过一个等级；符合率≥80%为合格。

②检验系统比对试验的评价：阴阳性结果一致；偏差不超过一个等级；符合率≥80%为合格。

【实验结果】

以上试验所有的结果记录于表 57-4 现场试验/演示记录表（CNAS-PD14-16-04D1 附件3 现场试验记录表）中，按现场实验考核的评价标准，所有项目的所有现场试验结果，均必须为通过。不符合要求的检验项目应要求实验室分析原因或采取措施；如果可行，可在现场评审期间或整改期限内安排重复试验一次，如仍不符合要求，则对该检验项目不予确认。依据以上评价标准对各现场试验进行判断是否通过，若某项目的其中一个现场试验最终结果为不通过，则评审员对该项能力将不予向 CNAS 推荐。

实验室名称：

实验室地址：

专业领域：□AA 临床血液学　☑AB 临床体液学　□AC 临床化学　□AD 临床免疫学　□AE 临床

微生物学　□AE 其他　□B 输血医学
　　　　　□C 病理学　□X 分子诊断　□Y 流式细胞学　□Z 其他

表 57 - 4　现场试验/演示记录表（CNAS - PD14 - 16 - 04D1 附件 3）

序号	检验(检查)项目	样品类型	检验(检查)方法	试验设备	试验人员	试验要求	试验结果								判断标准	试验结论	备注
1	蛋白质	尿液	蛋白质误差法	设备名称、设备编号		设备比对	仪器编号	PRO	1 号	2 号	3 号	4 号	5 号		阴阳性结果一致；偏差不超过一个等级；符合率≥80%为合格	Y/N	A 仪器为参比仪器
							A	结果									
							B	结果									
								符合性									
2	葡萄糖	尿液	葡萄糖氧化法	设备名称、设备编号		设备比对	仪器编号	GLU	1 号	2 号	3 号	4 号	5 号		阴阳性结果一致；偏差不超过一个等级；符合率≥80%为合格	Y/N	A 仪器为参比仪器
							A	结果									
							B	结果									
								符合性									
3	酮体	尿液	硝普化钠法	设备名称名称、设备编号		设备比对	仪器编号	KET	1 号	2 号	3 号	4 号	5 号		阴阳性结果一致；偏差不超过一个等级；符合率≥80%。	Y/N	A 仪器为参比仪器
							A	结果									
							B	结果									
								符合性									
4	胆红素	尿液	偶氮偶合法	设备名称、设备编号		设备比对	仪器编号	BIL	1 号	2 号	3 号	4 号	5 号		阴阳性结果一致；偏差不超过一个等级；符合率≥80%为合格	Y/N	A 仪器为参比仪器
							A	结果									
							B	结果									
								符合性									
5	尿胆原	尿液	偶氮结合法	设备名称、设备编号		设备比对	仪器编号	UBG	1 号	2 号	3 号	4 号	5 号		阴阳性结果一致；偏差不超过一个等级；符合率≥80%为合格	Y/N	A 仪器为参比仪器
							A	结果									
							B	结果									
								符合性									
								符合性									
6	亚硝酸盐	尿液	Griess 法	设备名称、设备编号		设备比对	仪器编号	NIT	1 号	2 号	3 号	4 号	5 号		阴阳性结果一致；偏差不超过一个等级；符合率≥80%为合格	Y/N	A 仪器为参比仪器
							A	结果									
							B	结果									
								符合性									
7	白细胞酯酶	尿液	中性粒细胞酯酶法	设备名称、设备编号		设备比对	仪器编号	LEU	1 号	2 号	3 号	4 号	5 号		阴阳性结果一致；偏差不超过一个等级；符合率≥80%为合格	Y/N	A 仪器为参比仪器
							A	结果									
							B	结果									
								符合性									
8	潜血（或）红细胞	尿液	过氧化物酶法	设备名称、设备编号		设备比对	仪器编号	BLD	1 号	2 号	3 号	4 号	5 号		阴阳性结果一致；偏差不超过一个等级；符合率≥80%为合格	Y/N	A 仪器为参比仪器
							A	结果									
							B	结果									
								符合性									

序号	检验(检查)项目	样品类型	检验(检查)方法	试验设备	试验人员	试验要求	试验结果							判断标准	试验结论	备注
							姓名	WBC（个/HP）	1号	2号	3号	4号	5号			
							A	结果								
							B	结果						阴阳性结果一致；偏差不超过一个等级；符合率≥80%为合格	Y/N	A为参考人员
								符合性								
							C	结果								
								符合性								
							D	结果								
								符合性								
							E	结果								
								符合性								
							姓名	RBC（个/HP）	1号	2号	3号	4号	5号			
							A	结果								
9	尿沉渣镜检	尿液	显微镜法	设备名称、设备编号	A、B、C、D、E	人员比对	B	结果						阴阳性结果一致；偏差不超过一个等级；符合率≥80%为合格	Y/N	A为参考人员
								符合性								
							C	结果								
								符合性								
							D	结果								
								符合性								
							E	结果								
								符合性								
							姓名	管型（个/LP）	1号	2号	3号	4号	5号			
							A	结果								
							B	结果						阴阳性结果一致；偏差不超过一个等级；符合率≥80%为合格	Y/N	A为参考人员
								符合性								
							C	结果								
								符合性								
							D	结果								
								符合性								
							E	结果								
								符合性								

续表

序号	检验(检查)项目	样品类型	检验(检查)方法	试验设备	试验人员	试验要求	试验结果	判断标准	试验结论	备注

填表说明:

每个专业领域分别填写,多场所实验室每个场所分别填写;

"序号""样品类型""检验(检查)方法"等应与申请书附表2的相应内容一致;

"试验设备"应填写设备名称及设备编号;

"试验要求"应填写"留样再测"、"设备比对"、"人员比对"、"现场演示"、"现场考核(针对形态学检查项目)"等内容;

"试验结果"填写每份样品的测量结果以及按照判断标准计算出来的结果;

"判断标准"可以来源于1/2允许总误差、实验室规定标准等,尽量量化、明确具体,如"偏差≤7.5%";

"试验结论":Y表示符合;N表示不符合,不符合时须在"备注"中具体说明,如:不推荐认可、结合其他评审发现仍可推荐认可;

"备注":对不予确认的项目、能力范围限制或其他需要说明的情况进行详细说明。

【注意事项】

1. 现场试验的留存的样品保存时间应按产品说明书,但要注意项目检测的影响因素。样品选择时应考虑其浓度的分布,并确保所选样品的保存条件满足要求。

2. 人员比对不但可以评价同一实验室不同操作人员间的技能差异,还可以评估他们对SOP文件的执行情况。人员比对除在ISO15189的现场评审中应用外,实验室还应定期进行人员间比对,在如下情形时也应组织:员工培训、应用新设备、新开展的检测项目等。

3. 现场试验中用于比对的检测系统均为实验室使用中并已通过实验室性能验证。如在自建方法、项目平台的更新或增加等情况需要进行检测系统间比对时,参考系统应为参考方法(系统)或具有溯源性并在临床广泛使用的公认性能良好的系统。

4. 对于现场试验结果的考核判定标准,应依据行业公认要求、实验室声明的性能指标等。

5. 对于现场试验的结果,评审人员应与实验室积极沟通,特别是对于不符合的项目识别,应通过沟通消除双方观点差异,最终获得一致,利于整改。

【思考题】

1. 实验室认可中现场试验的目的是什么?

2. 检测系统比对一般在哪些情况下进行?

3. 如何评价尿沉渣形态学现场试验结果?

(钱胡孙)

书网融合……

微课/视频1　　　微课/视频2